100 FATTI
DA SAPERE SUL
CAMMINARE

Scopri ogni passo, ogni mistero e ogni vantaggio del camminare.

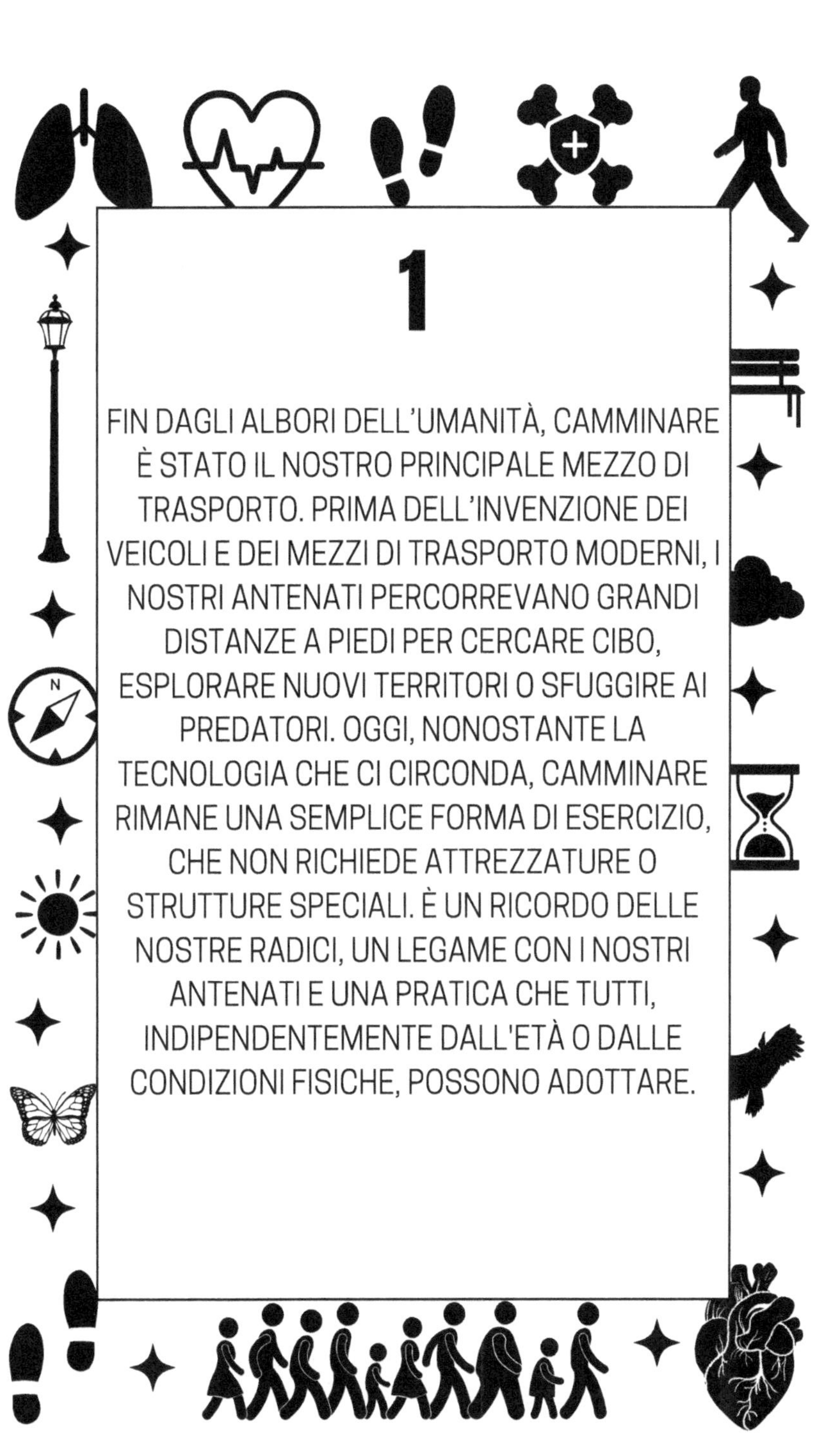

1

FIN DAGLI ALBORI DELL'UMANITÀ, CAMMINARE È STATO IL NOSTRO PRINCIPALE MEZZO DI TRASPORTO. PRIMA DELL'INVENZIONE DEI VEICOLI E DEI MEZZI DI TRASPORTO MODERNI, I NOSTRI ANTENATI PERCORREVANO GRANDI DISTANZE A PIEDI PER CERCARE CIBO, ESPLORARE NUOVI TERRITORI O SFUGGIRE AI PREDATORI. OGGI, NONOSTANTE LA TECNOLOGIA CHE CI CIRCONDA, CAMMINARE RIMANE UNA SEMPLICE FORMA DI ESERCIZIO, CHE NON RICHIEDE ATTREZZATURE O STRUTTURE SPECIALI. È UN RICORDO DELLE NOSTRE RADICI, UN LEGAME CON I NOSTRI ANTENATI E UNA PRATICA CHE TUTTI, INDIPENDENTEMENTE DALL'ETÀ O DALLE CONDIZIONI FISICHE, POSSONO ADOTTARE.

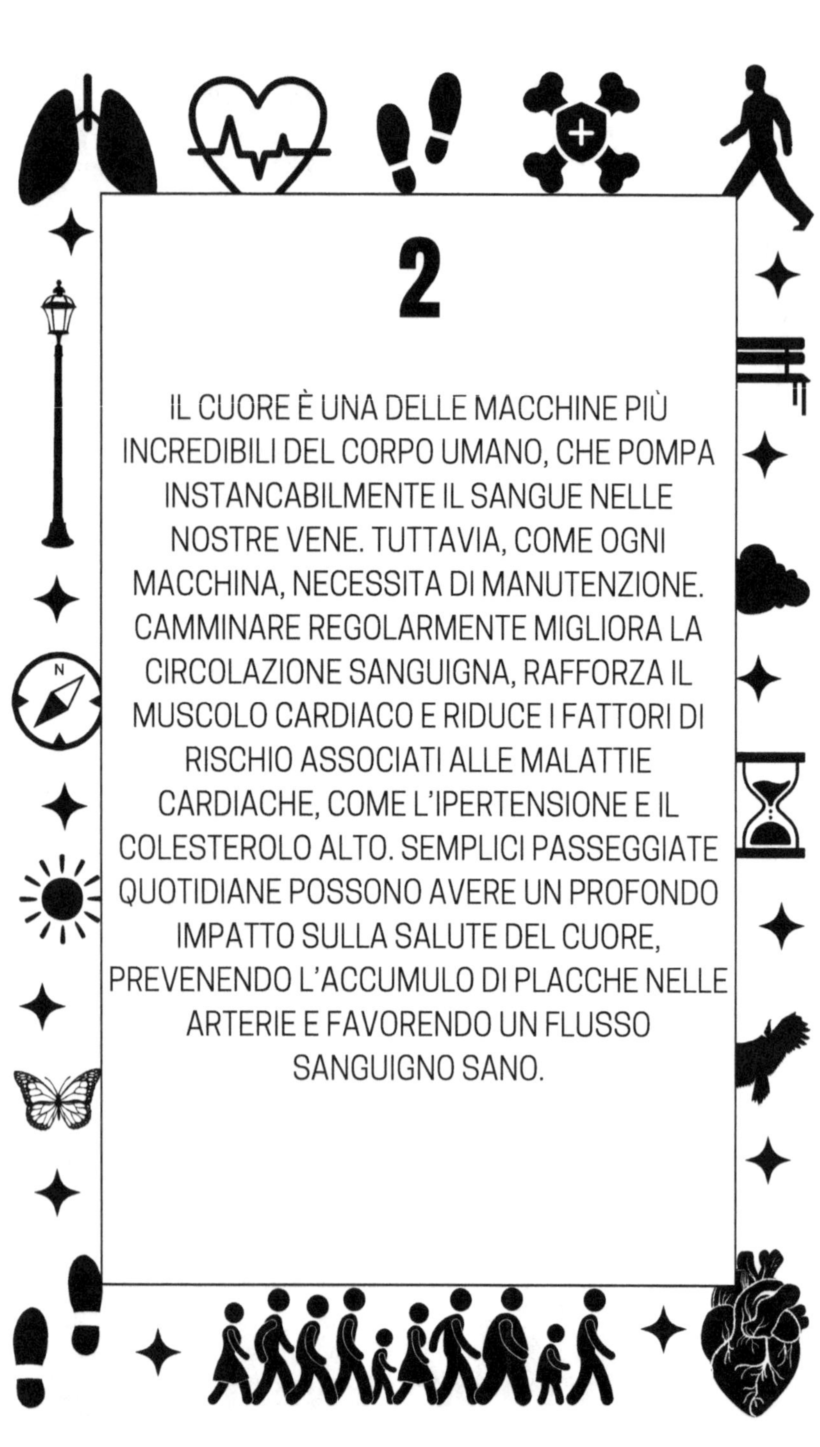

2

IL CUORE È UNA DELLE MACCHINE PIÙ INCREDIBILI DEL CORPO UMANO, CHE POMPA INSTANCABILMENTE IL SANGUE NELLE NOSTRE VENE. TUTTAVIA, COME OGNI MACCHINA, NECESSITA DI MANUTENZIONE. CAMMINARE REGOLARMENTE MIGLIORA LA CIRCOLAZIONE SANGUIGNA, RAFFORZA IL MUSCOLO CARDIACO E RIDUCE I FATTORI DI RISCHIO ASSOCIATI ALLE MALATTIE CARDIACHE, COME L'IPERTENSIONE E IL COLESTEROLO ALTO. SEMPLICI PASSEGGIATE QUOTIDIANE POSSONO AVERE UN PROFONDO IMPATTO SULLA SALUTE DEL CUORE, PREVENENDO L'ACCUMULO DI PLACCHE NELLE ARTERIE E FAVORENDO UN FLUSSO SANGUIGNO SANO.

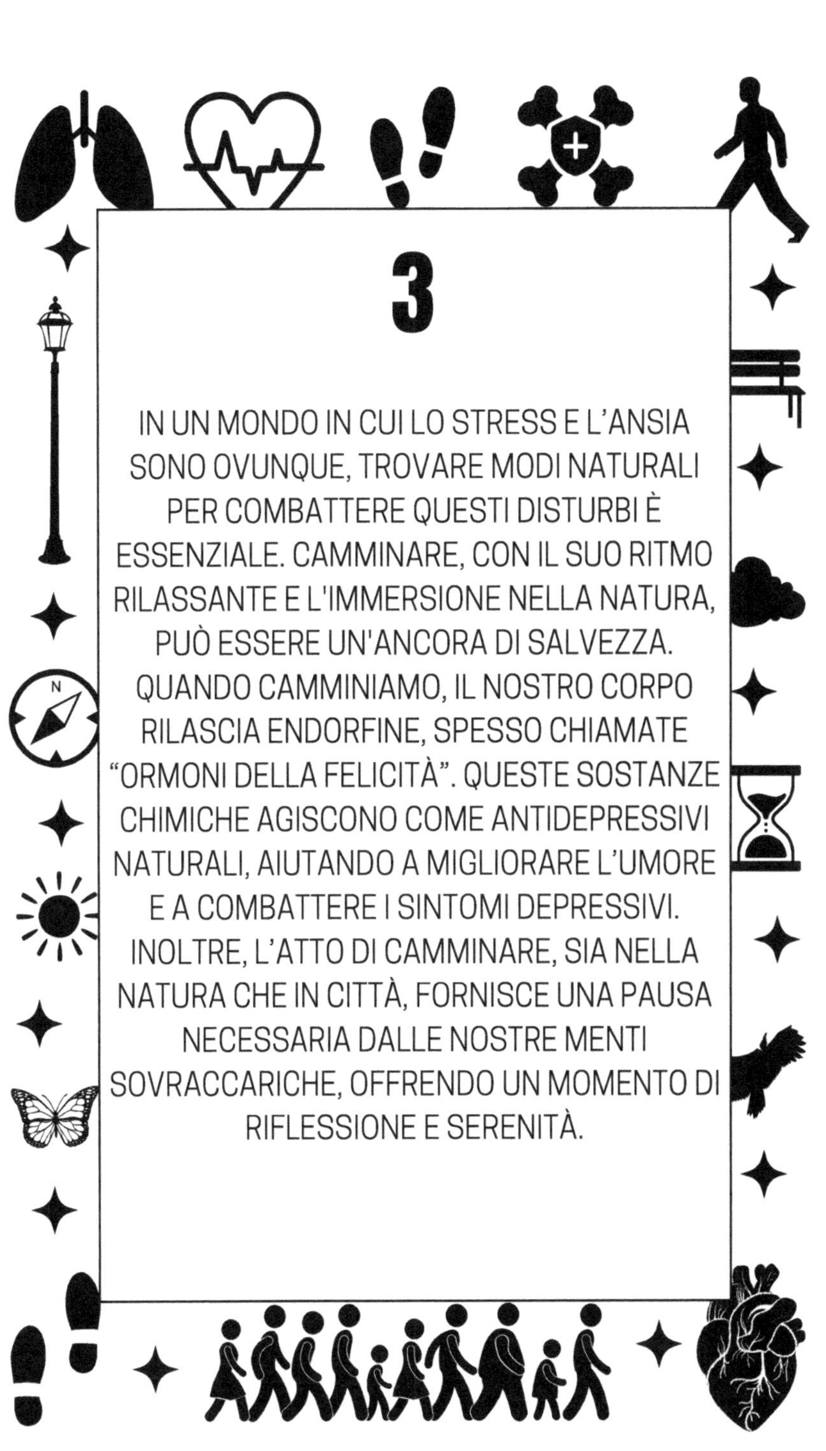

3

IN UN MONDO IN CUI LO STRESS E L'ANSIA SONO OVUNQUE, TROVARE MODI NATURALI PER COMBATTERE QUESTI DISTURBI È ESSENZIALE. CAMMINARE, CON IL SUO RITMO RILASSANTE E L'IMMERSIONE NELLA NATURA, PUÒ ESSERE UN'ANCORA DI SALVEZZA. QUANDO CAMMINIAMO, IL NOSTRO CORPO RILASCIA ENDORFINE, SPESSO CHIAMATE "ORMONI DELLA FELICITÀ". QUESTE SOSTANZE CHIMICHE AGISCONO COME ANTIDEPRESSIVI NATURALI, AIUTANDO A MIGLIORARE L'UMORE E A COMBATTERE I SINTOMI DEPRESSIVI. INOLTRE, L'ATTO DI CAMMINARE, SIA NELLA NATURA CHE IN CITTÀ, FORNISCE UNA PAUSA NECESSARIA DALLE NOSTRE MENTI SOVRACCARICHE, OFFRENDO UN MOMENTO DI RIFLESSIONE E SERENITÀ.

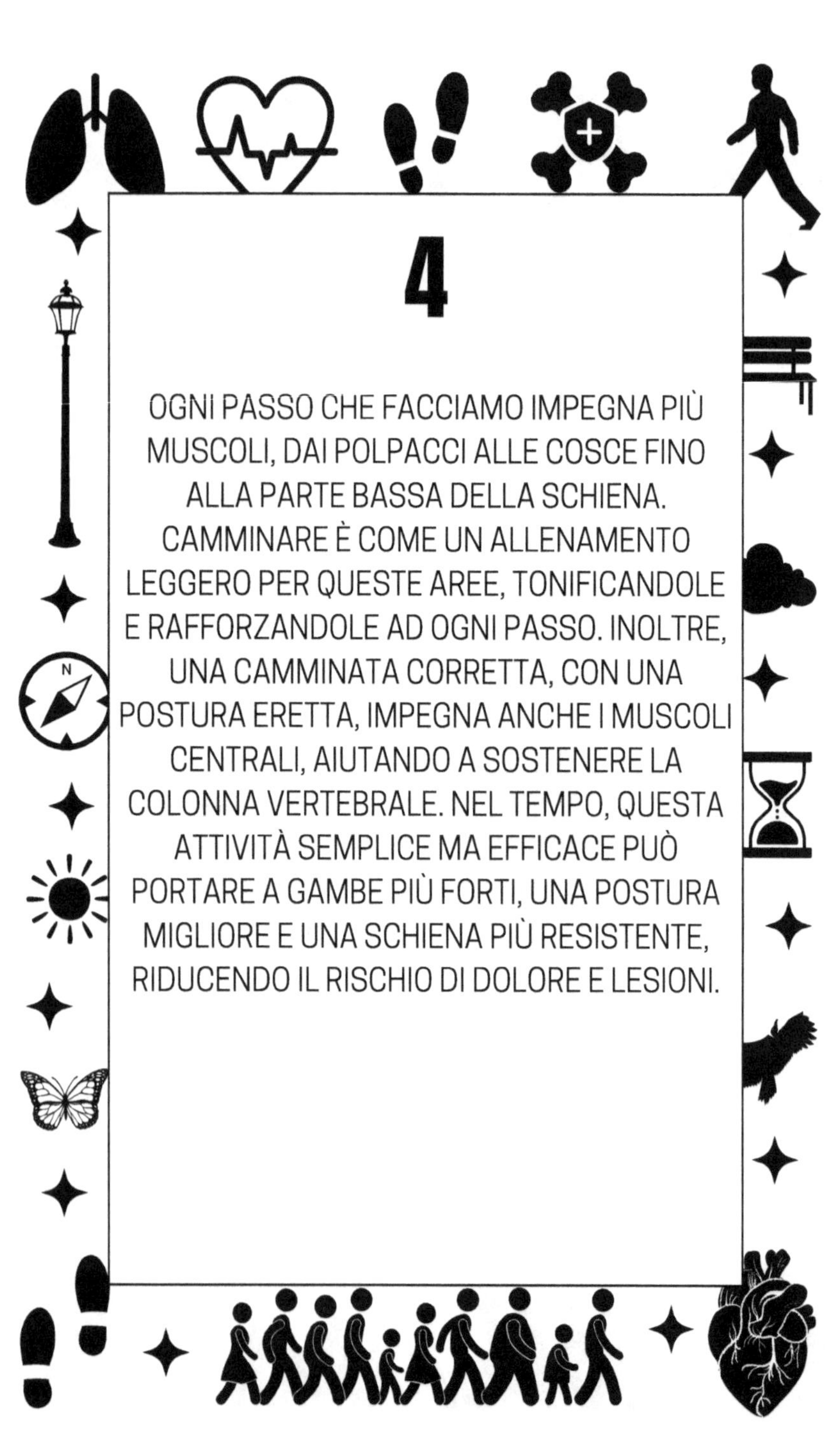

4

OGNI PASSO CHE FACCIAMO IMPEGNA PIÙ MUSCOLI, DAI POLPACCI ALLE COSCE FINO ALLA PARTE BASSA DELLA SCHIENA. CAMMINARE È COME UN ALLENAMENTO LEGGERO PER QUESTE AREE, TONIFICANDOLE E RAFFORZANDOLE AD OGNI PASSO. INOLTRE, UNA CAMMINATA CORRETTA, CON UNA POSTURA ERETTA, IMPEGNA ANCHE I MUSCOLI CENTRALI, AIUTANDO A SOSTENERE LA COLONNA VERTEBRALE. NEL TEMPO, QUESTA ATTIVITÀ SEMPLICE MA EFFICACE PUÒ PORTARE A GAMBE PIÙ FORTI, UNA POSTURA MIGLIORE E UNA SCHIENA PIÙ RESISTENTE, RIDUCENDO IL RISCHIO DI DOLORE E LESIONI.

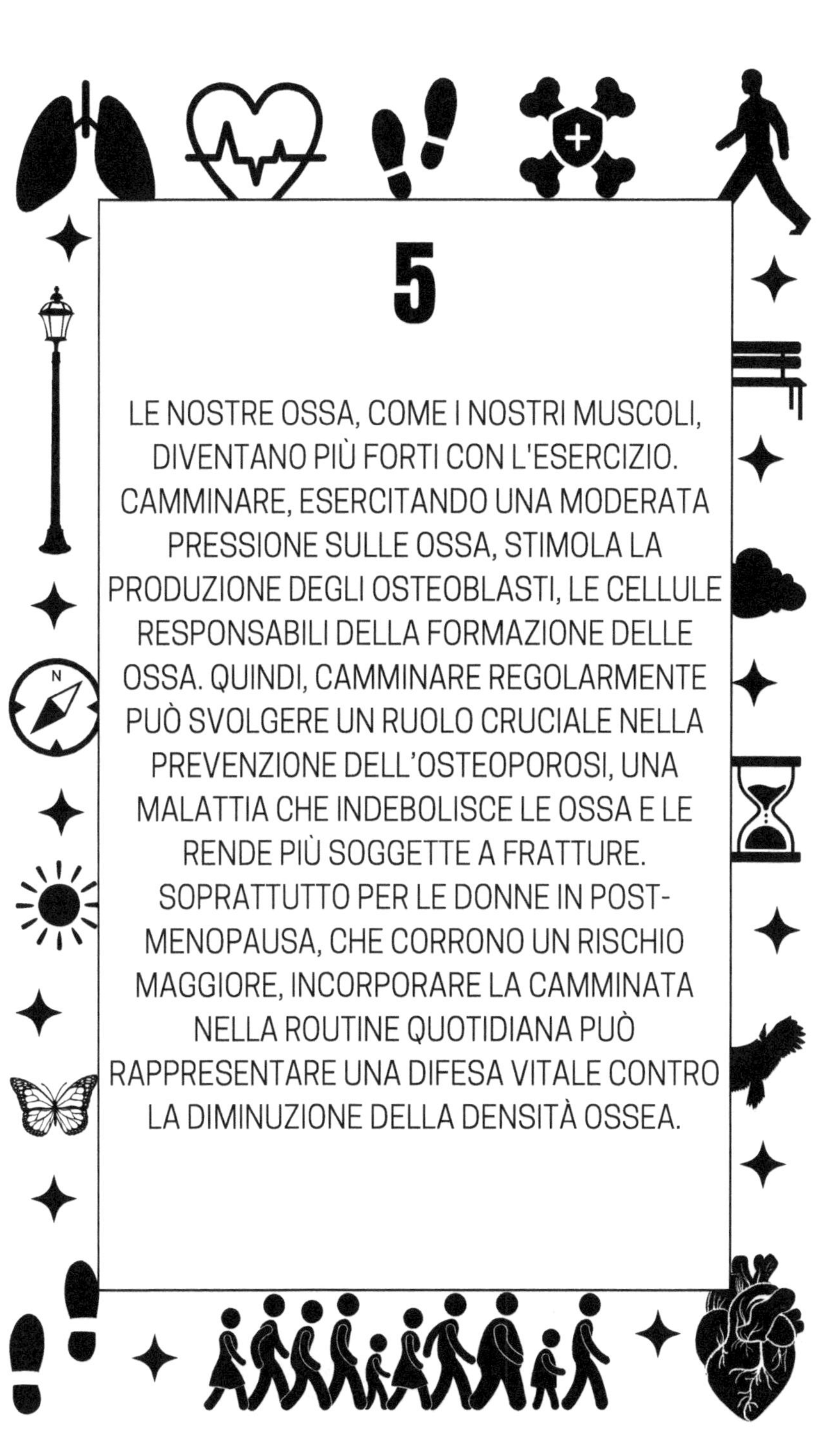

5

LE NOSTRE OSSA, COME I NOSTRI MUSCOLI, DIVENTANO PIÙ FORTI CON L'ESERCIZIO. CAMMINARE, ESERCITANDO UNA MODERATA PRESSIONE SULLE OSSA, STIMOLA LA PRODUZIONE DEGLI OSTEOBLASTI, LE CELLULE RESPONSABILI DELLA FORMAZIONE DELLE OSSA. QUINDI, CAMMINARE REGOLARMENTE PUÒ SVOLGERE UN RUOLO CRUCIALE NELLA PREVENZIONE DELL'OSTEOPOROSI, UNA MALATTIA CHE INDEBOLISCE LE OSSA E LE RENDE PIÙ SOGGETTE A FRATTURE. SOPRATTUTTO PER LE DONNE IN POST-MENOPAUSA, CHE CORRONO UN RISCHIO MAGGIORE, INCORPORARE LA CAMMINATA NELLA ROUTINE QUOTIDIANA PUÒ RAPPRESENTARE UNA DIFESA VITALE CONTRO LA DIMINUZIONE DELLA DENSITÀ OSSEA.

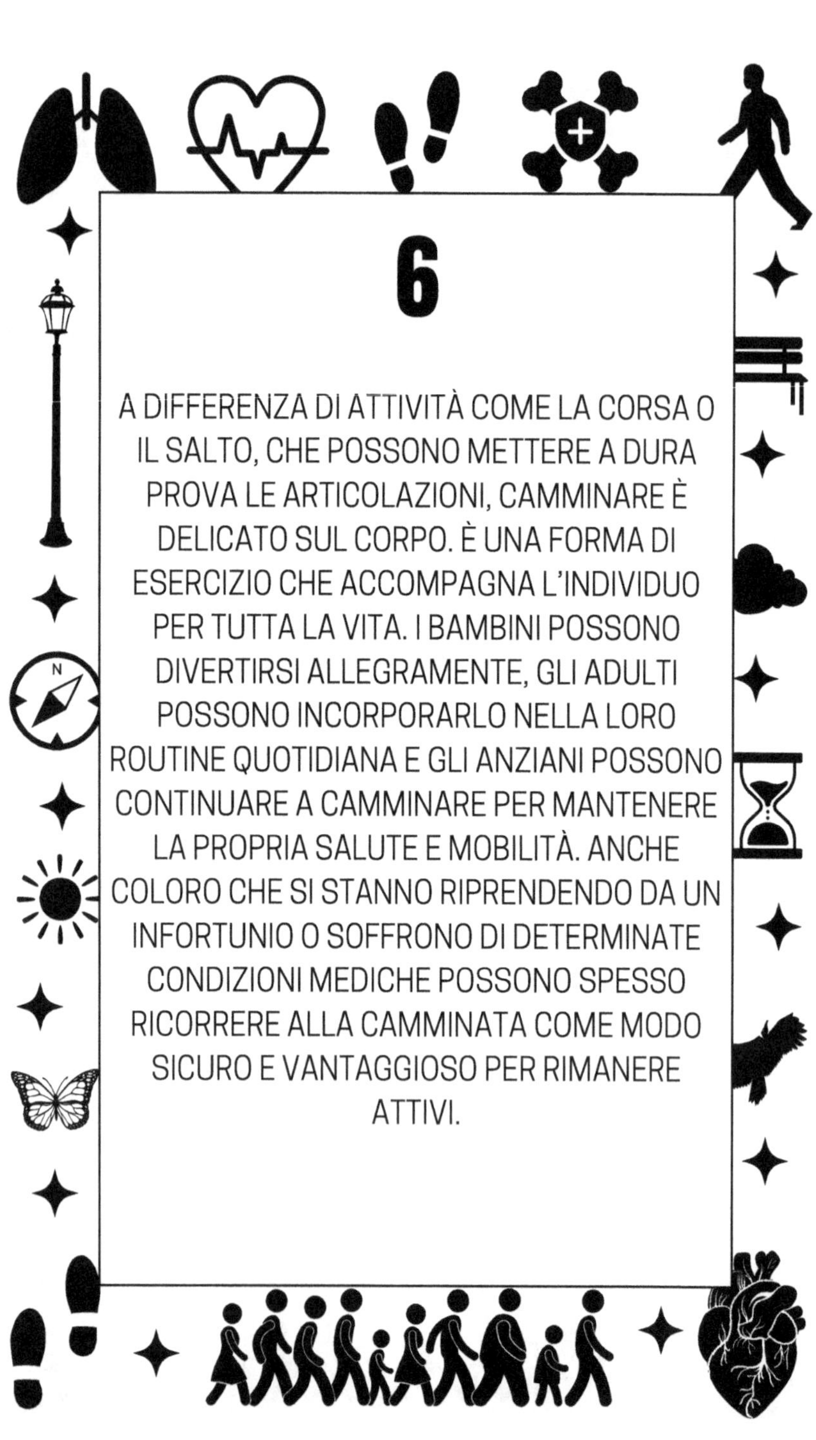

6

A DIFFERENZA DI ATTIVITÀ COME LA CORSA O IL SALTO, CHE POSSONO METTERE A DURA PROVA LE ARTICOLAZIONI, CAMMINARE È DELICATO SUL CORPO. È UNA FORMA DI ESERCIZIO CHE ACCOMPAGNA L'INDIVIDUO PER TUTTA LA VITA. I BAMBINI POSSONO DIVERTIRSI ALLEGRAMENTE, GLI ADULTI POSSONO INCORPORARLO NELLA LORO ROUTINE QUOTIDIANA E GLI ANZIANI POSSONO CONTINUARE A CAMMINARE PER MANTENERE LA PROPRIA SALUTE E MOBILITÀ. ANCHE COLORO CHE SI STANNO RIPRENDENDO DA UN INFORTUNIO O SOFFRONO DI DETERMINATE CONDIZIONI MEDICHE POSSONO SPESSO RICORRERE ALLA CAMMINATA COME MODO SICURO E VANTAGGIOSO PER RIMANERE ATTIVI.

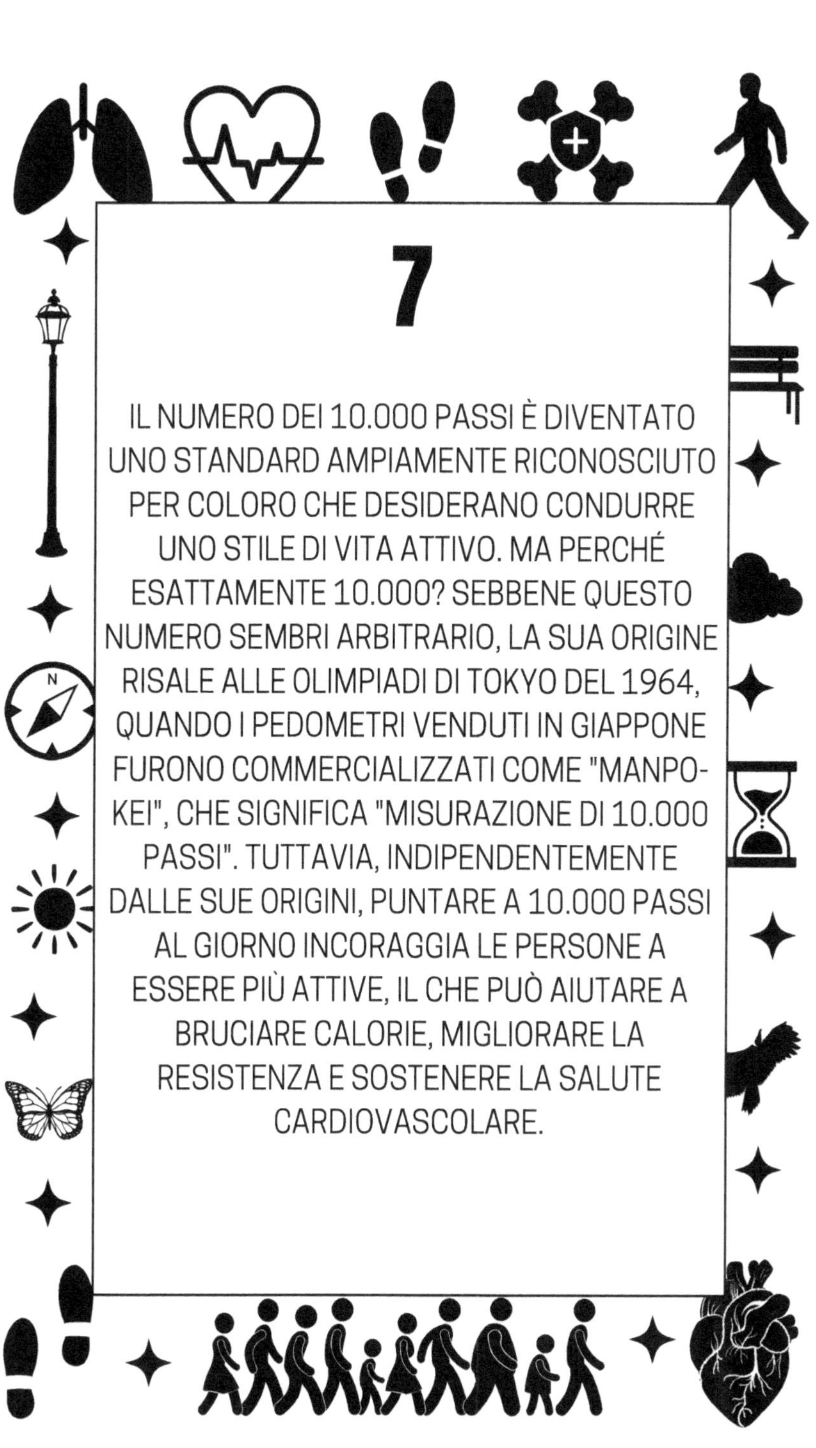

7

IL NUMERO DEI 10.000 PASSI È DIVENTATO UNO STANDARD AMPIAMENTE RICONOSCIUTO PER COLORO CHE DESIDERANO CONDURRE UNO STILE DI VITA ATTIVO. MA PERCHÉ ESATTAMENTE 10.000? SEBBENE QUESTO NUMERO SEMBRI ARBITRARIO, LA SUA ORIGINE RISALE ALLE OLIMPIADI DI TOKYO DEL 1964, QUANDO I PEDOMETRI VENDUTI IN GIAPPONE FURONO COMMERCIALIZZATI COME "MANPO-KEI", CHE SIGNIFICA "MISURAZIONE DI 10.000 PASSI". TUTTAVIA, INDIPENDENTEMENTE DALLE SUE ORIGINI, PUNTARE A 10.000 PASSI AL GIORNO INCORAGGIA LE PERSONE A ESSERE PIÙ ATTIVE, IL CHE PUÒ AIUTARE A BRUCIARE CALORIE, MIGLIORARE LA RESISTENZA E SOSTENERE LA SALUTE CARDIOVASCOLARE.

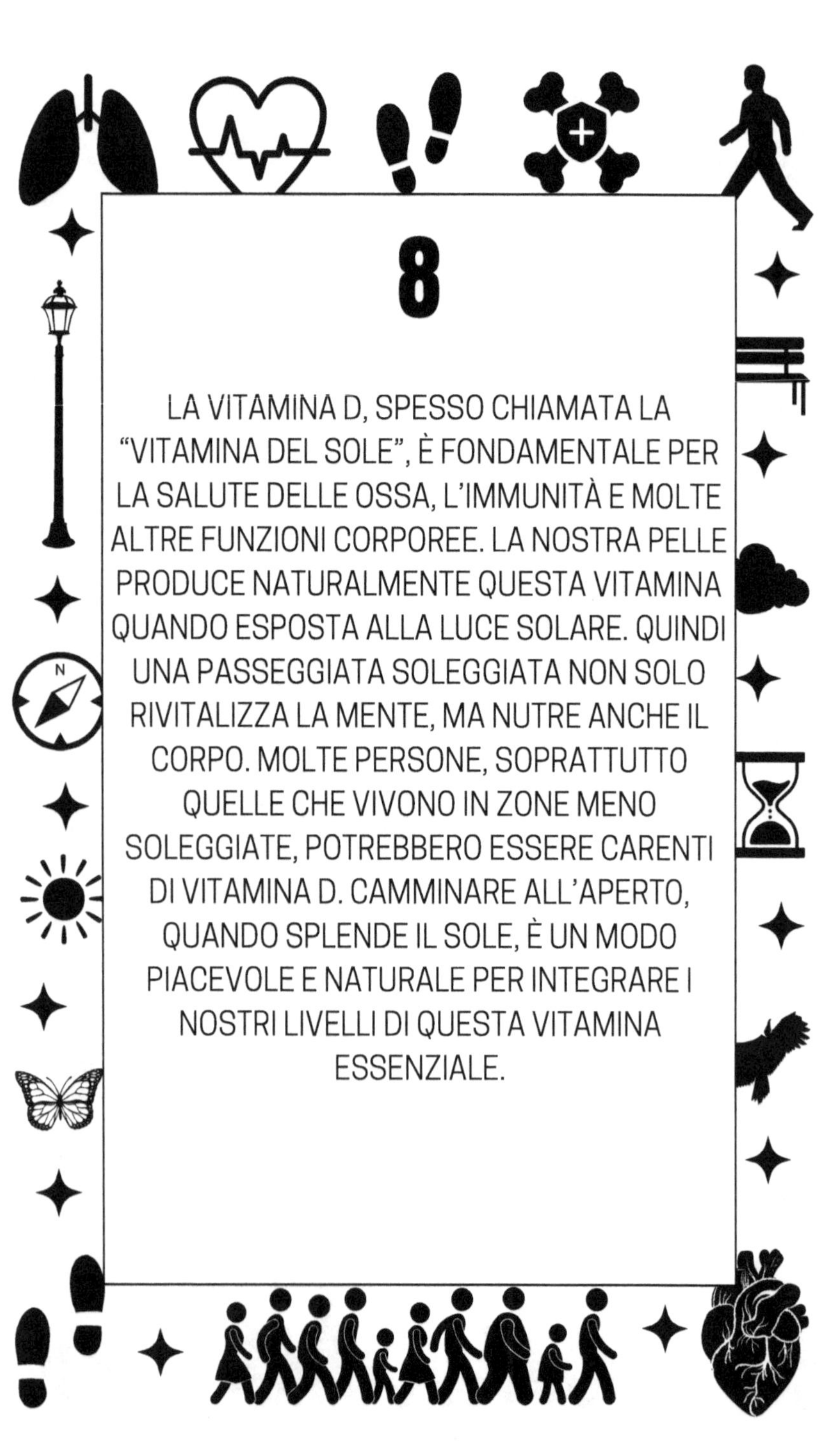

8

LA VITAMINA D, SPESSO CHIAMATA LA "VITAMINA DEL SOLE", È FONDAMENTALE PER LA SALUTE DELLE OSSA, L'IMMUNITÀ E MOLTE ALTRE FUNZIONI CORPOREE. LA NOSTRA PELLE PRODUCE NATURALMENTE QUESTA VITAMINA QUANDO ESPOSTA ALLA LUCE SOLARE. QUINDI UNA PASSEGGIATA SOLEGGIATA NON SOLO RIVITALIZZA LA MENTE, MA NUTRE ANCHE IL CORPO. MOLTE PERSONE, SOPRATTUTTO QUELLE CHE VIVONO IN ZONE MENO SOLEGGIATE, POTREBBERO ESSERE CARENTI DI VITAMINA D. CAMMINARE ALL'APERTO, QUANDO SPLENDE IL SOLE, È UN MODO PIACEVOLE E NATURALE PER INTEGRARE I NOSTRI LIVELLI DI QUESTA VITAMINA ESSENZIALE.

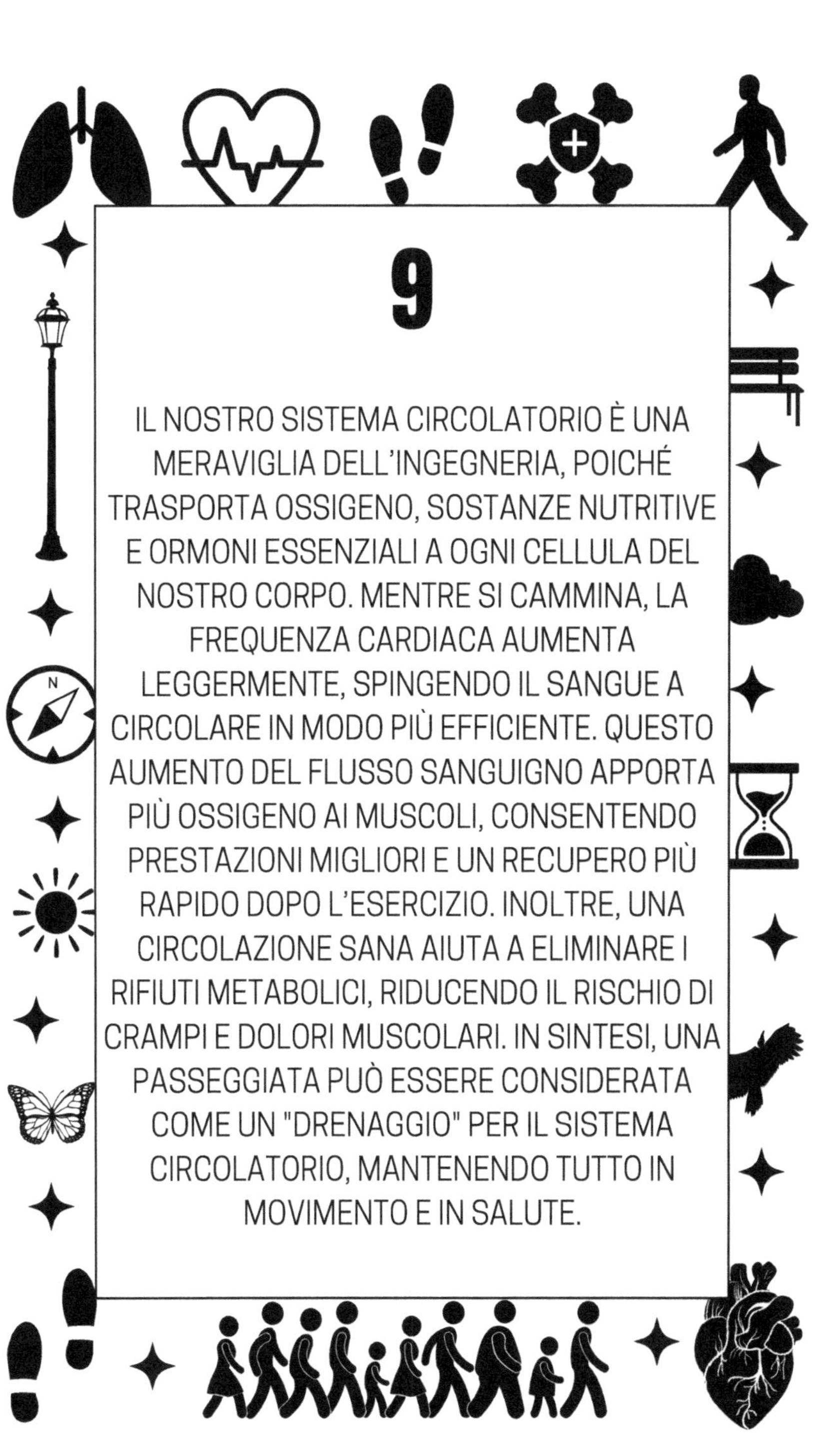

9

IL NOSTRO SISTEMA CIRCOLATORIO È UNA MERAVIGLIA DELL'INGEGNERIA, POICHÉ TRASPORTA OSSIGENO, SOSTANZE NUTRITIVE E ORMONI ESSENZIALI A OGNI CELLULA DEL NOSTRO CORPO. MENTRE SI CAMMINA, LA FREQUENZA CARDIACA AUMENTA LEGGERMENTE, SPINGENDO IL SANGUE A CIRCOLARE IN MODO PIÙ EFFICIENTE. QUESTO AUMENTO DEL FLUSSO SANGUIGNO APPORTA PIÙ OSSIGENO AI MUSCOLI, CONSENTENDO PRESTAZIONI MIGLIORI E UN RECUPERO PIÙ RAPIDO DOPO L'ESERCIZIO. INOLTRE, UNA CIRCOLAZIONE SANA AIUTA A ELIMINARE I RIFIUTI METABOLICI, RIDUCENDO IL RISCHIO DI CRAMPI E DOLORI MUSCOLARI. IN SINTESI, UNA PASSEGGIATA PUÒ ESSERE CONSIDERATA COME UN "DRENAGGIO" PER IL SISTEMA CIRCOLATORIO, MANTENENDO TUTTO IN MOVIMENTO E IN SALUTE.

10

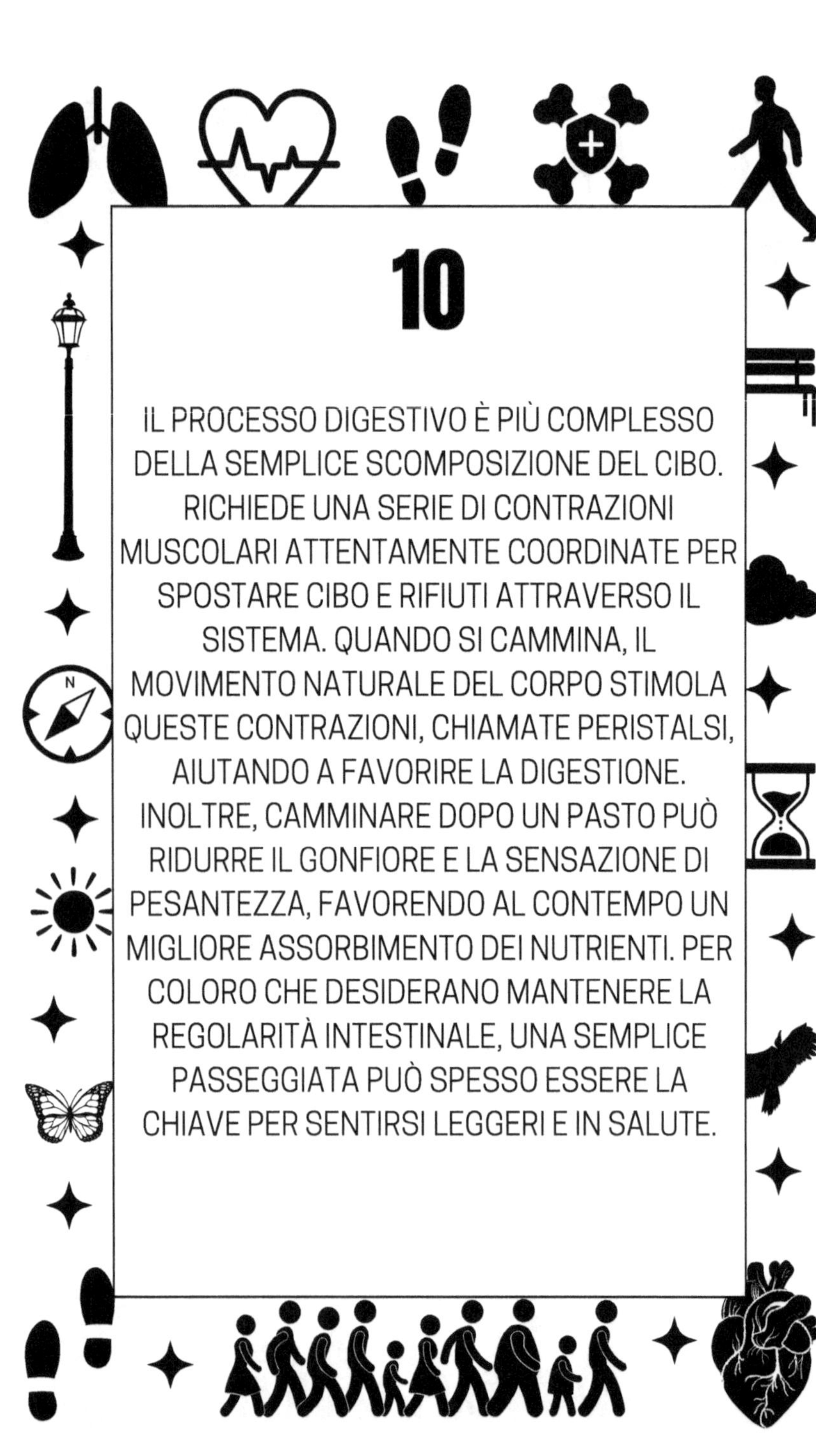

IL PROCESSO DIGESTIVO È PIÙ COMPLESSO DELLA SEMPLICE SCOMPOSIZIONE DEL CIBO. RICHIEDE UNA SERIE DI CONTRAZIONI MUSCOLARI ATTENTAMENTE COORDINATE PER SPOSTARE CIBO E RIFIUTI ATTRAVERSO IL SISTEMA. QUANDO SI CAMMINA, IL MOVIMENTO NATURALE DEL CORPO STIMOLA QUESTE CONTRAZIONI, CHIAMATE PERISTALSI, AIUTANDO A FAVORIRE LA DIGESTIONE. INOLTRE, CAMMINARE DOPO UN PASTO PUÒ RIDURRE IL GONFIORE E LA SENSAZIONE DI PESANTEZZA, FAVORENDO AL CONTEMPO UN MIGLIORE ASSORBIMENTO DEI NUTRIENTI. PER COLORO CHE DESIDERANO MANTENERE LA REGOLARITÀ INTESTINALE, UNA SEMPLICE PASSEGGIATA PUÒ SPESSO ESSERE LA CHIAVE PER SENTIRSI LEGGERI E IN SALUTE.

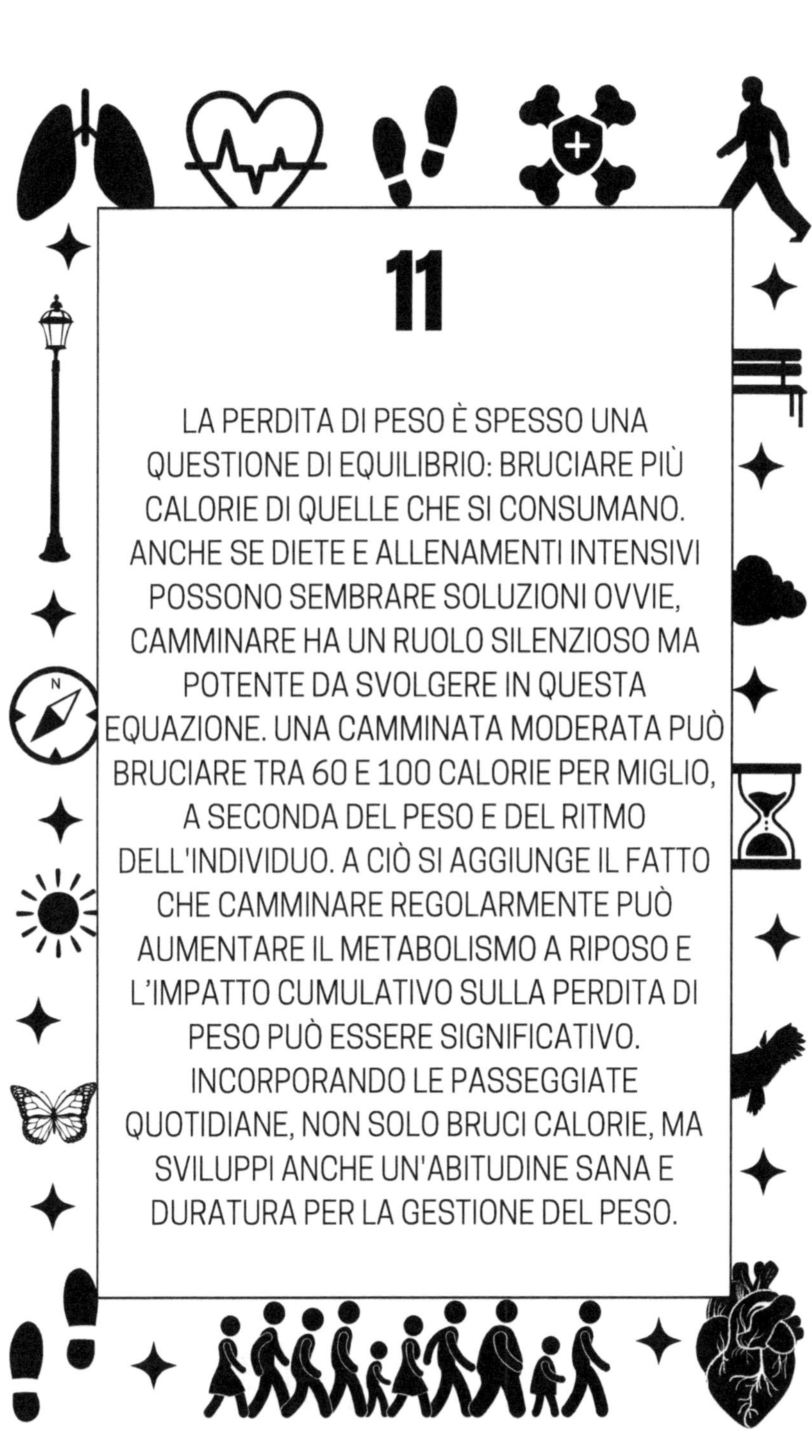

11

LA PERDITA DI PESO È SPESSO UNA QUESTIONE DI EQUILIBRIO: BRUCIARE PIÙ CALORIE DI QUELLE CHE SI CONSUMANO. ANCHE SE DIETE E ALLENAMENTI INTENSIVI POSSONO SEMBRARE SOLUZIONI OVVIE, CAMMINARE HA UN RUOLO SILENZIOSO MA POTENTE DA SVOLGERE IN QUESTA EQUAZIONE. UNA CAMMINATA MODERATA PUÒ BRUCIARE TRA 60 E 100 CALORIE PER MIGLIO, A SECONDA DEL PESO E DEL RITMO DELL'INDIVIDUO. A CIÒ SI AGGIUNGE IL FATTO CHE CAMMINARE REGOLARMENTE PUÒ AUMENTARE IL METABOLISMO A RIPOSO E L'IMPATTO CUMULATIVO SULLA PERDITA DI PESO PUÒ ESSERE SIGNIFICATIVO. INCORPORANDO LE PASSEGGIATE QUOTIDIANE, NON SOLO BRUCI CALORIE, MA SVILUPPI ANCHE UN'ABITUDINE SANA E DURATURA PER LA GESTIONE DEL PESO.

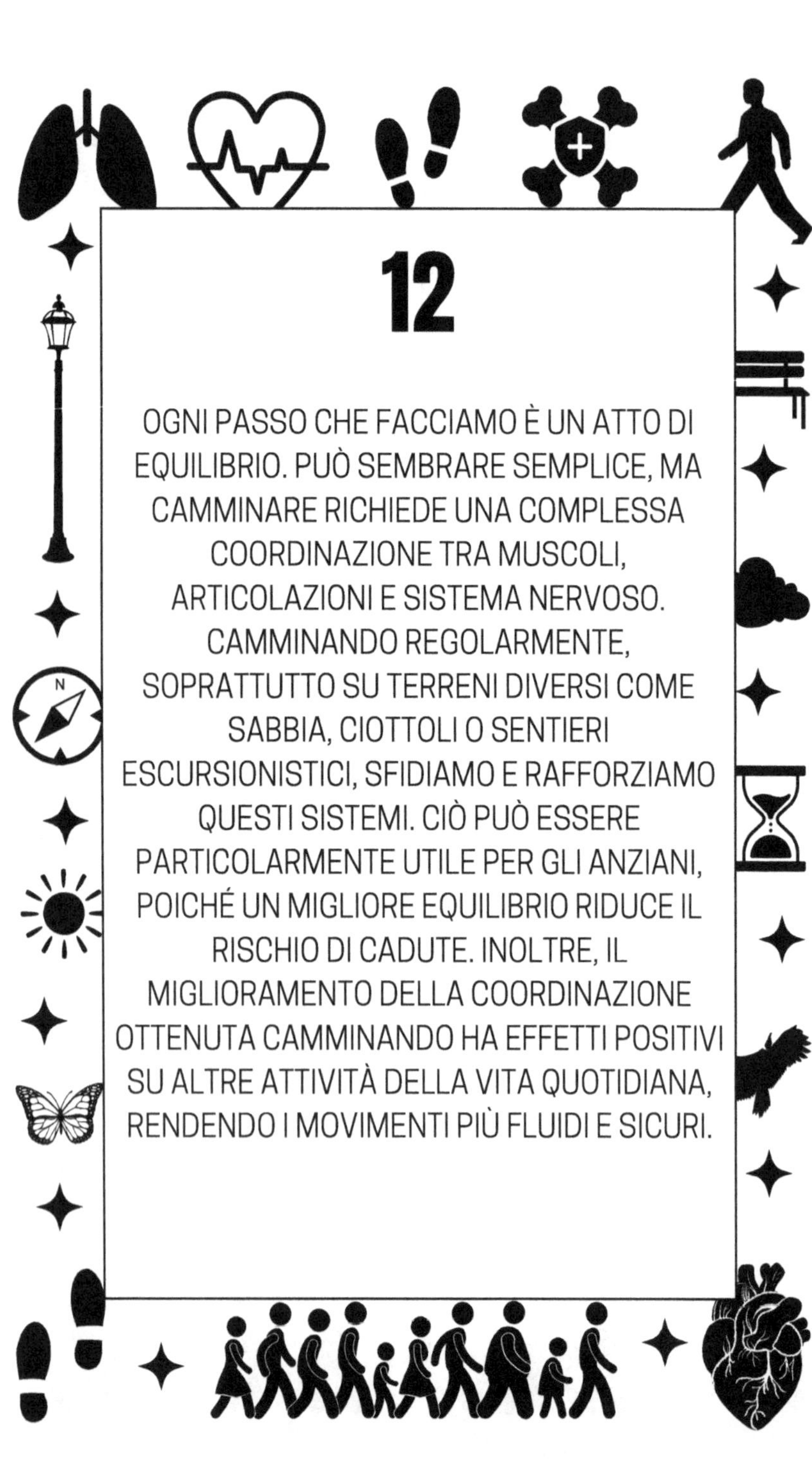

12

OGNI PASSO CHE FACCIAMO È UN ATTO DI
EQUILIBRIO. PUÒ SEMBRARE SEMPLICE, MA
CAMMINARE RICHIEDE UNA COMPLESSA
COORDINAZIONE TRA MUSCOLI,
ARTICOLAZIONI E SISTEMA NERVOSO.
CAMMINANDO REGOLARMENTE,
SOPRATTUTTO SU TERRENI DIVERSI COME
SABBIA, CIOTTOLI O SENTIERI
ESCURSIONISTICI, SFIDIAMO E RAFFORZIAMO
QUESTI SISTEMI. CIÒ PUÒ ESSERE
PARTICOLARMENTE UTILE PER GLI ANZIANI,
POICHÉ UN MIGLIORE EQUILIBRIO RIDUCE IL
RISCHIO DI CADUTE. INOLTRE, IL
MIGLIORAMENTO DELLA COORDINAZIONE
OTTENUTA CAMMINANDO HA EFFETTI POSITIVI
SU ALTRE ATTIVITÀ DELLA VITA QUOTIDIANA,
RENDENDO I MOVIMENTI PIÙ FLUIDI E SICURI.

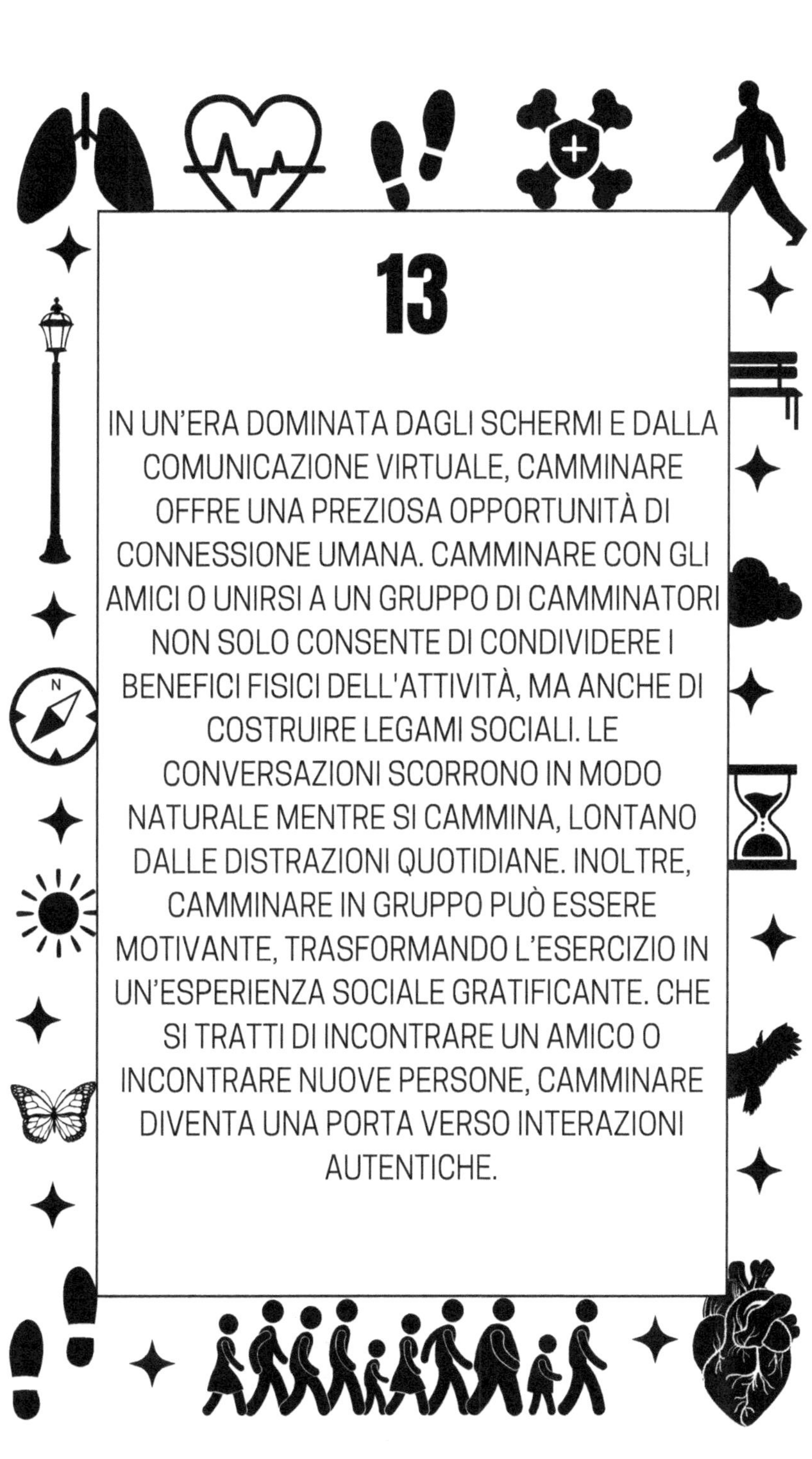

13

IN UN'ERA DOMINATA DAGLI SCHERMI E DALLA COMUNICAZIONE VIRTUALE, CAMMINARE OFFRE UNA PREZIOSA OPPORTUNITÀ DI CONNESSIONE UMANA. CAMMINARE CON GLI AMICI O UNIRSI A UN GRUPPO DI CAMMINATORI NON SOLO CONSENTE DI CONDIVIDERE I BENEFICI FISICI DELL'ATTIVITÀ, MA ANCHE DI COSTRUIRE LEGAMI SOCIALI. LE CONVERSAZIONI SCORRONO IN MODO NATURALE MENTRE SI CAMMINA, LONTANO DALLE DISTRAZIONI QUOTIDIANE. INOLTRE, CAMMINARE IN GRUPPO PUÒ ESSERE MOTIVANTE, TRASFORMANDO L'ESERCIZIO IN UN'ESPERIENZA SOCIALE GRATIFICANTE. CHE SI TRATTI DI INCONTRARE UN AMICO O INCONTRARE NUOVE PERSONE, CAMMINARE DIVENTA UNA PORTA VERSO INTERAZIONI AUTENTICHE.

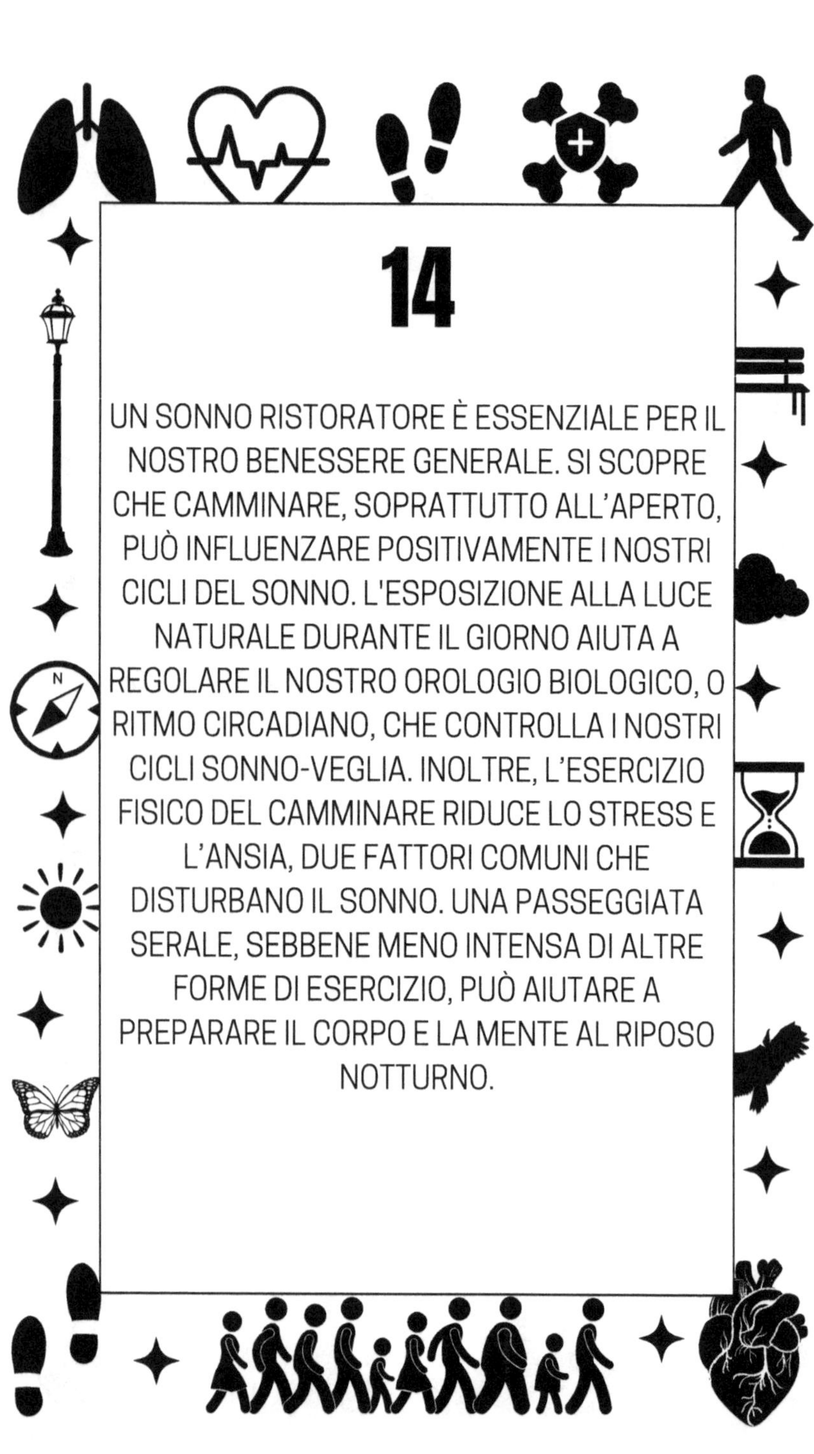

14

UN SONNO RISTORATORE È ESSENZIALE PER IL NOSTRO BENESSERE GENERALE. SI SCOPRE CHE CAMMINARE, SOPRATTUTTO ALL'APERTO, PUÒ INFLUENZARE POSITIVAMENTE I NOSTRI CICLI DEL SONNO. L'ESPOSIZIONE ALLA LUCE NATURALE DURANTE IL GIORNO AIUTA A REGOLARE IL NOSTRO OROLOGIO BIOLOGICO, O RITMO CIRCADIANO, CHE CONTROLLA I NOSTRI CICLI SONNO-VEGLIA. INOLTRE, L'ESERCIZIO FISICO DEL CAMMINARE RIDUCE LO STRESS E L'ANSIA, DUE FATTORI COMUNI CHE DISTURBANO IL SONNO. UNA PASSEGGIATA SERALE, SEBBENE MENO INTENSA DI ALTRE FORME DI ESERCIZIO, PUÒ AIUTARE A PREPARARE IL CORPO E LA MENTE AL RIPOSO NOTTURNO.

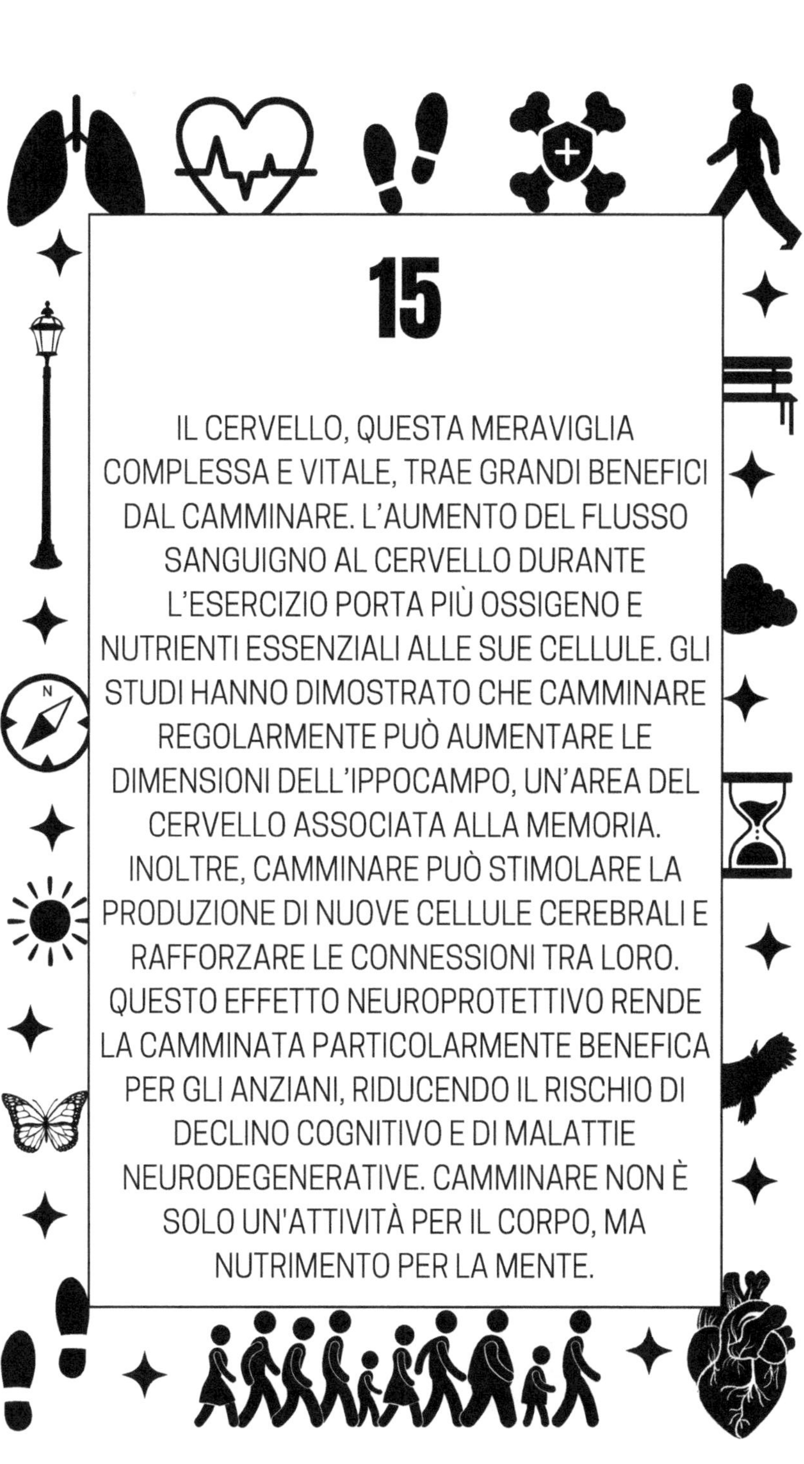

15

IL CERVELLO, QUESTA MERAVIGLIA COMPLESSA E VITALE, TRAE GRANDI BENEFICI DAL CAMMINARE. L'AUMENTO DEL FLUSSO SANGUIGNO AL CERVELLO DURANTE L'ESERCIZIO PORTA PIÙ OSSIGENO E NUTRIENTI ESSENZIALI ALLE SUE CELLULE. GLI STUDI HANNO DIMOSTRATO CHE CAMMINARE REGOLARMENTE PUÒ AUMENTARE LE DIMENSIONI DELL'IPPOCAMPO, UN'AREA DEL CERVELLO ASSOCIATA ALLA MEMORIA. INOLTRE, CAMMINARE PUÒ STIMOLARE LA PRODUZIONE DI NUOVE CELLULE CEREBRALI E RAFFORZARE LE CONNESSIONI TRA LORO. QUESTO EFFETTO NEUROPROTETTIVO RENDE LA CAMMINATA PARTICOLARMENTE BENEFICA PER GLI ANZIANI, RIDUCENDO IL RISCHIO DI DECLINO COGNITIVO E DI MALATTIE NEURODEGENERATIVE. CAMMINARE NON È SOLO UN'ATTIVITÀ PER IL CORPO, MA NUTRIMENTO PER LA MENTE.

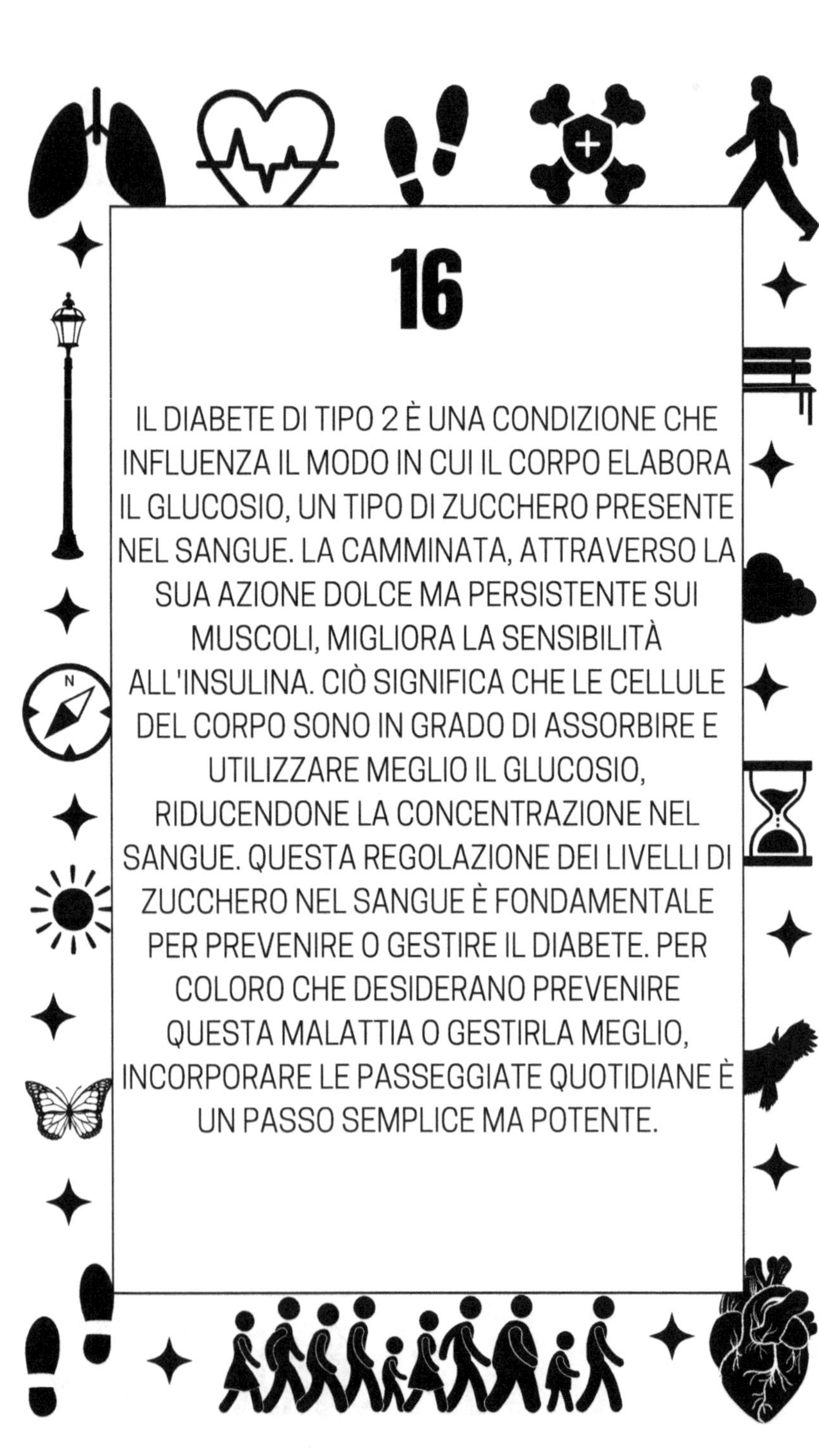

16

IL DIABETE DI TIPO 2 È UNA CONDIZIONE CHE INFLUENZA IL MODO IN CUI IL CORPO ELABORA IL GLUCOSIO, UN TIPO DI ZUCCHERO PRESENTE NEL SANGUE. LA CAMMINATA, ATTRAVERSO LA SUA AZIONE DOLCE MA PERSISTENTE SUI MUSCOLI, MIGLIORA LA SENSIBILITÀ ALL'INSULINA. CIÒ SIGNIFICA CHE LE CELLULE DEL CORPO SONO IN GRADO DI ASSORBIRE E UTILIZZARE MEGLIO IL GLUCOSIO, RIDUCENDONE LA CONCENTRAZIONE NEL SANGUE. QUESTA REGOLAZIONE DEI LIVELLI DI ZUCCHERO NEL SANGUE È FONDAMENTALE PER PREVENIRE O GESTIRE IL DIABETE. PER COLORO CHE DESIDERANO PREVENIRE QUESTA MALATTIA O GESTIRLA MEGLIO, INCORPORARE LE PASSEGGIATE QUOTIDIANE È UN PASSO SEMPLICE MA POTENTE.

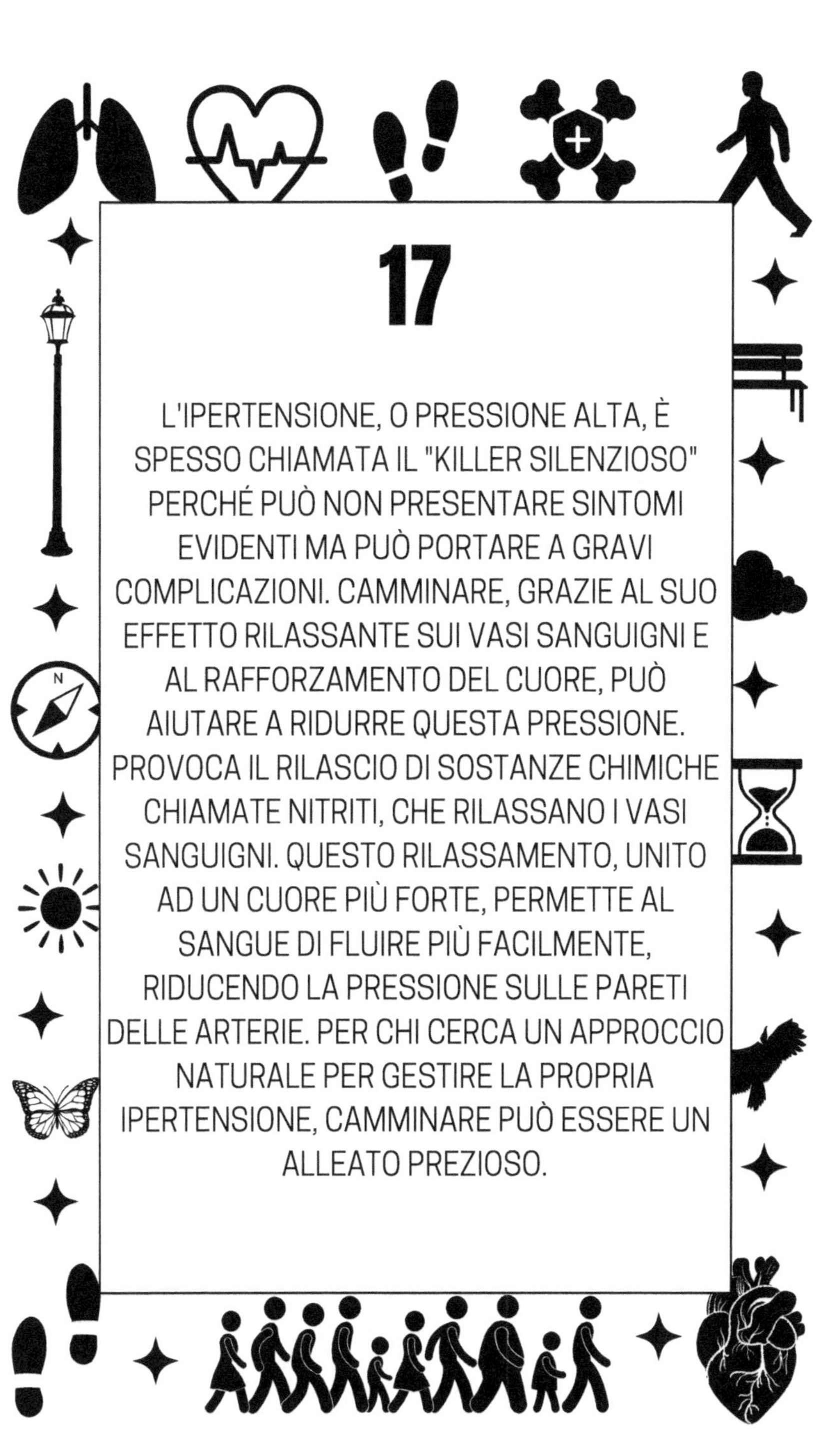

17

L'IPERTENSIONE, O PRESSIONE ALTA, È SPESSO CHIAMATA IL "KILLER SILENZIOSO" PERCHÉ PUÒ NON PRESENTARE SINTOMI EVIDENTI MA PUÒ PORTARE A GRAVI COMPLICAZIONI. CAMMINARE, GRAZIE AL SUO EFFETTO RILASSANTE SUI VASI SANGUIGNI E AL RAFFORZAMENTO DEL CUORE, PUÒ AIUTARE A RIDURRE QUESTA PRESSIONE. PROVOCA IL RILASCIO DI SOSTANZE CHIMICHE CHIAMATE NITRITI, CHE RILASSANO I VASI SANGUIGNI. QUESTO RILASSAMENTO, UNITO AD UN CUORE PIÙ FORTE, PERMETTE AL SANGUE DI FLUIRE PIÙ FACILMENTE, RIDUCENDO LA PRESSIONE SULLE PARETI DELLE ARTERIE. PER CHI CERCA UN APPROCCIO NATURALE PER GESTIRE LA PROPRIA IPERTENSIONE, CAMMINARE PUÒ ESSERE UN ALLEATO PREZIOSO.

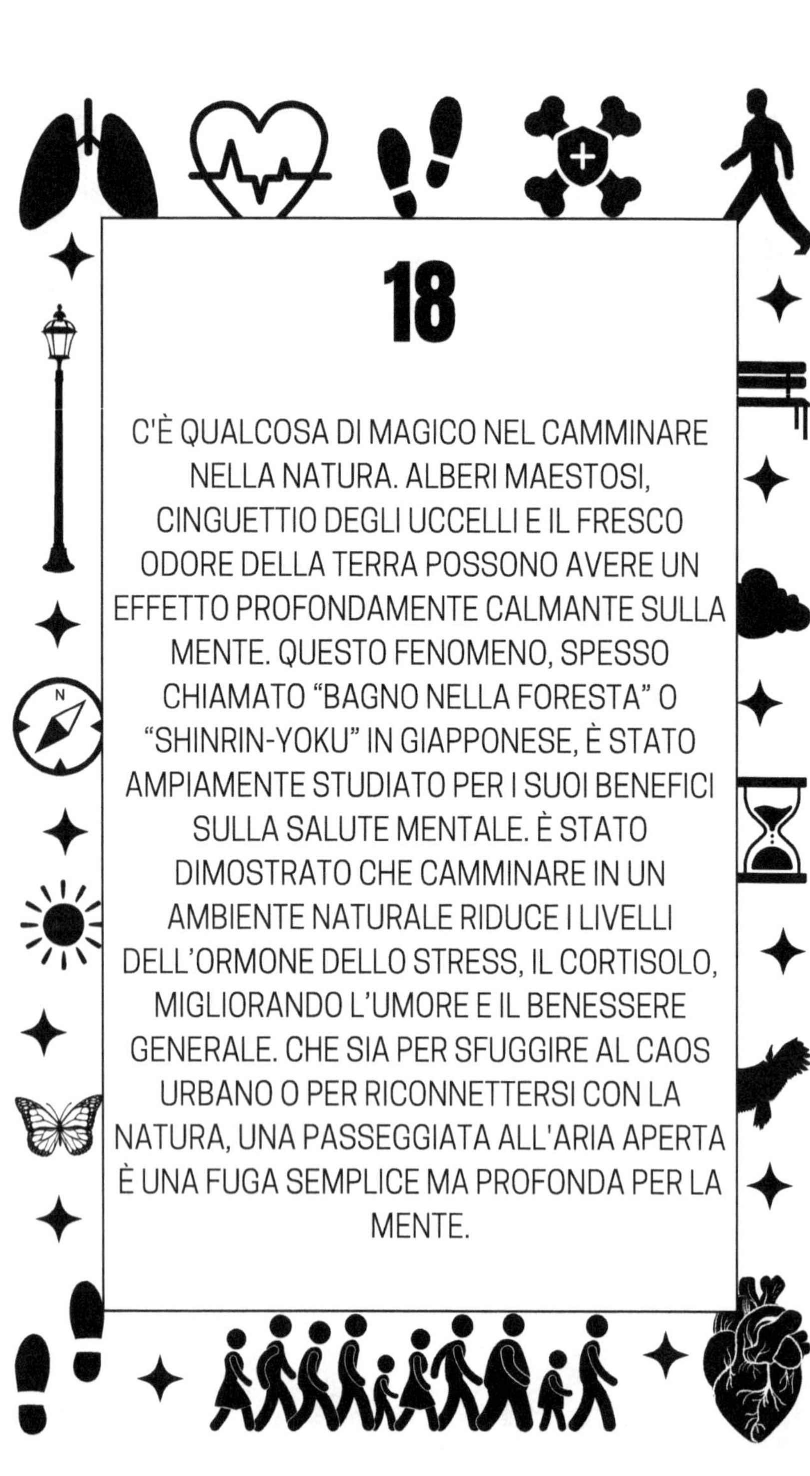

18

C'È QUALCOSA DI MAGICO NEL CAMMINARE NELLA NATURA. ALBERI MAESTOSI, CINGUETTIO DEGLI UCCELLI E IL FRESCO ODORE DELLA TERRA POSSONO AVERE UN EFFETTO PROFONDAMENTE CALMANTE SULLA MENTE. QUESTO FENOMENO, SPESSO CHIAMATO "BAGNO NELLA FORESTA" O "SHINRIN-YOKU" IN GIAPPONESE, È STATO AMPIAMENTE STUDIATO PER I SUOI BENEFICI SULLA SALUTE MENTALE. È STATO DIMOSTRATO CHE CAMMINARE IN UN AMBIENTE NATURALE RIDUCE I LIVELLI DELL'ORMONE DELLO STRESS, IL CORTISOLO, MIGLIORANDO L'UMORE E IL BENESSERE GENERALE. CHE SIA PER SFUGGIRE AL CAOS URBANO O PER RICONNETTERSI CON LA NATURA, UNA PASSEGGIATA ALL'ARIA APERTA È UNA FUGA SEMPLICE MA PROFONDA PER LA MENTE.

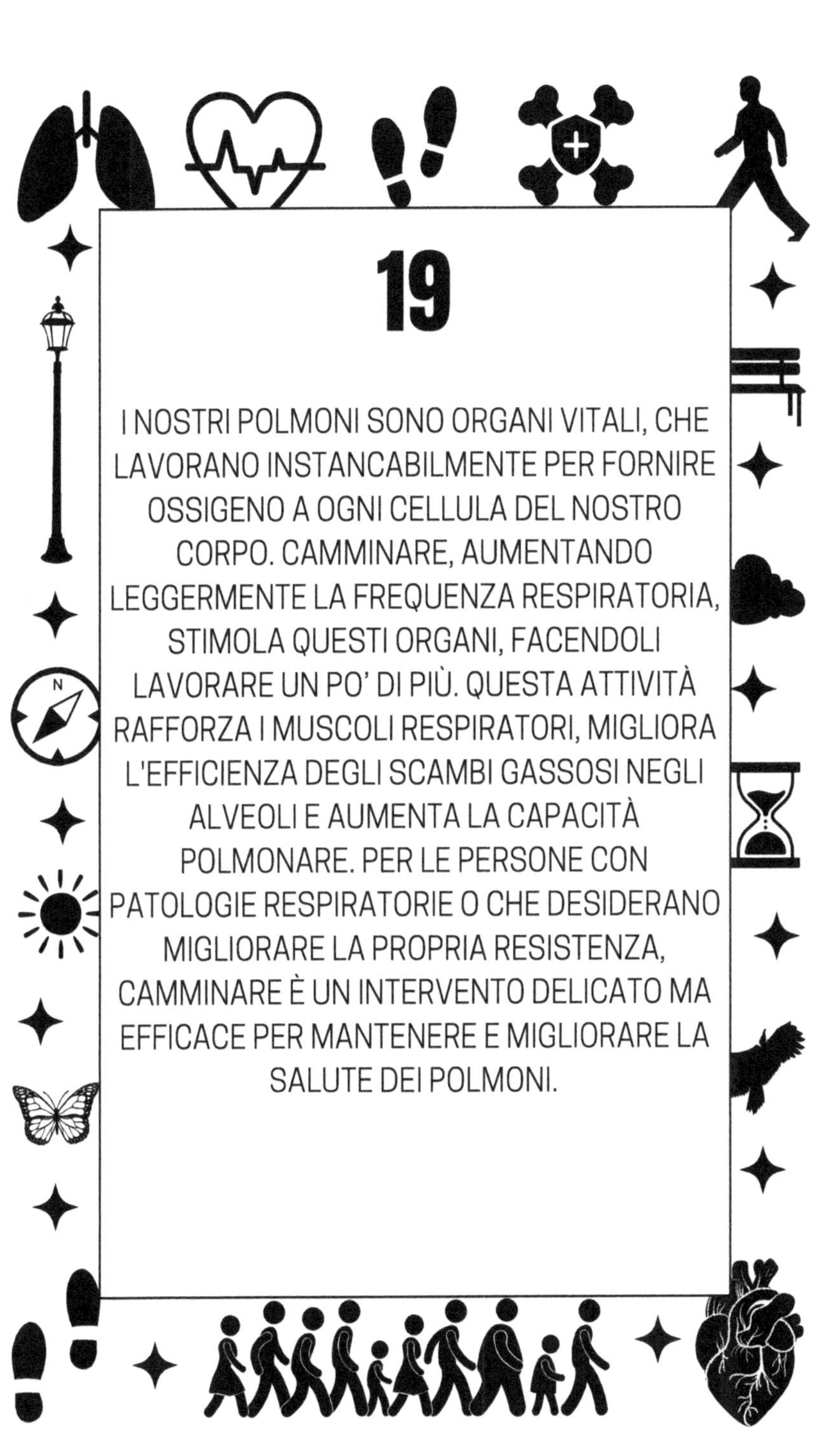

19

I NOSTRI POLMONI SONO ORGANI VITALI, CHE LAVORANO INSTANCABILMENTE PER FORNIRE OSSIGENO A OGNI CELLULA DEL NOSTRO CORPO. CAMMINARE, AUMENTANDO LEGGERMENTE LA FREQUENZA RESPIRATORIA, STIMOLA QUESTI ORGANI, FACENDOLI LAVORARE UN PO' DI PIÙ. QUESTA ATTIVITÀ RAFFORZA I MUSCOLI RESPIRATORI, MIGLIORA L'EFFICIENZA DEGLI SCAMBI GASSOSI NEGLI ALVEOLI E AUMENTA LA CAPACITÀ POLMONARE. PER LE PERSONE CON PATOLOGIE RESPIRATORIE O CHE DESIDERANO MIGLIORARE LA PROPRIA RESISTENZA, CAMMINARE È UN INTERVENTO DELICATO MA EFFICACE PER MANTENERE E MIGLIORARE LA SALUTE DEI POLMONI.

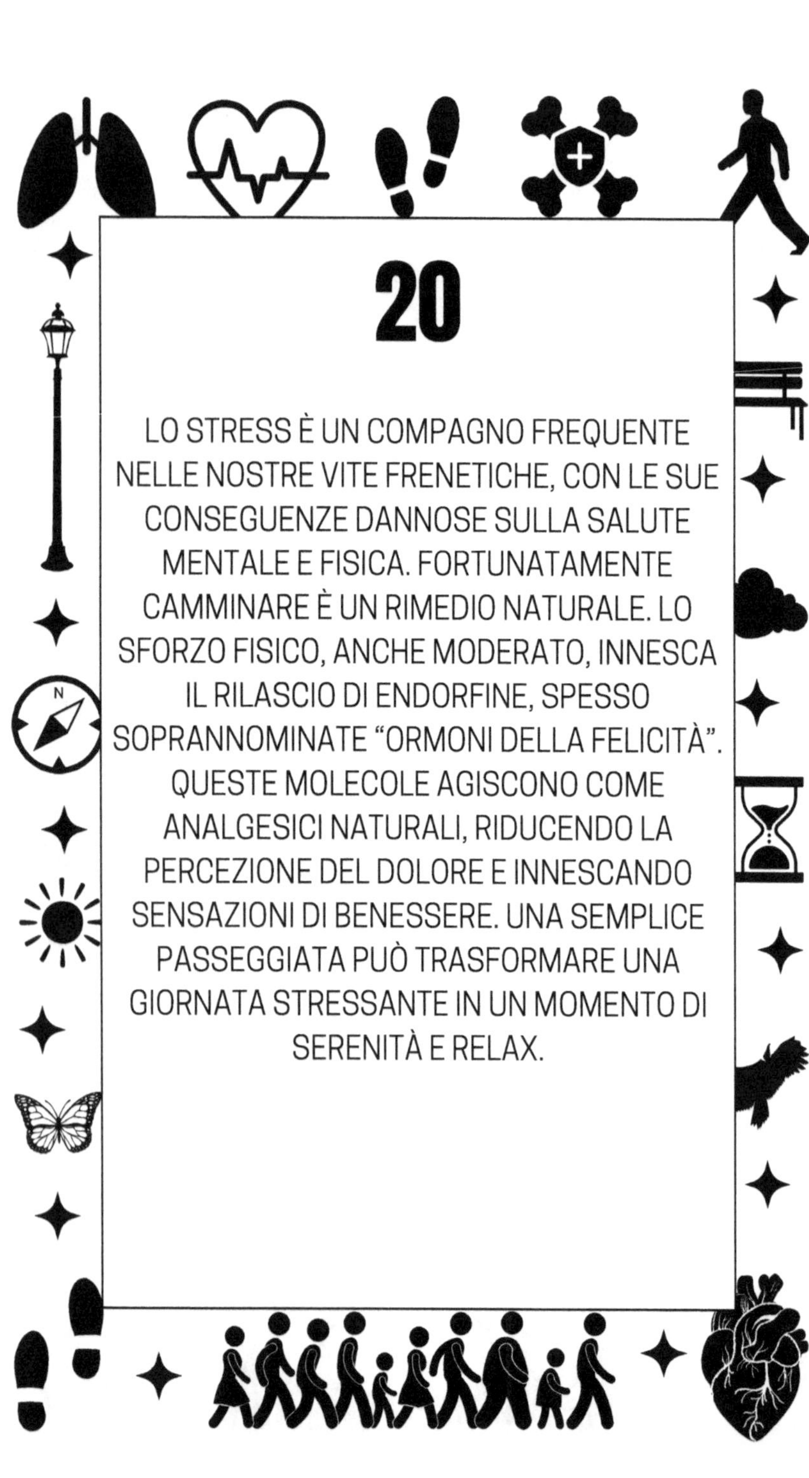

20

LO STRESS È UN COMPAGNO FREQUENTE NELLE NOSTRE VITE FRENETICHE, CON LE SUE CONSEGUENZE DANNOSE SULLA SALUTE MENTALE E FISICA. FORTUNATAMENTE CAMMINARE È UN RIMEDIO NATURALE. LO SFORZO FISICO, ANCHE MODERATO, INNESCA IL RILASCIO DI ENDORFINE, SPESSO SOPRANNOMINATE "ORMONI DELLA FELICITÀ". QUESTE MOLECOLE AGISCONO COME ANALGESICI NATURALI, RIDUCENDO LA PERCEZIONE DEL DOLORE E INNESCANDO SENSAZIONI DI BENESSERE. UNA SEMPLICE PASSEGGIATA PUÒ TRASFORMARE UNA GIORNATA STRESSANTE IN UN MOMENTO DI SERENITÀ E RELAX.

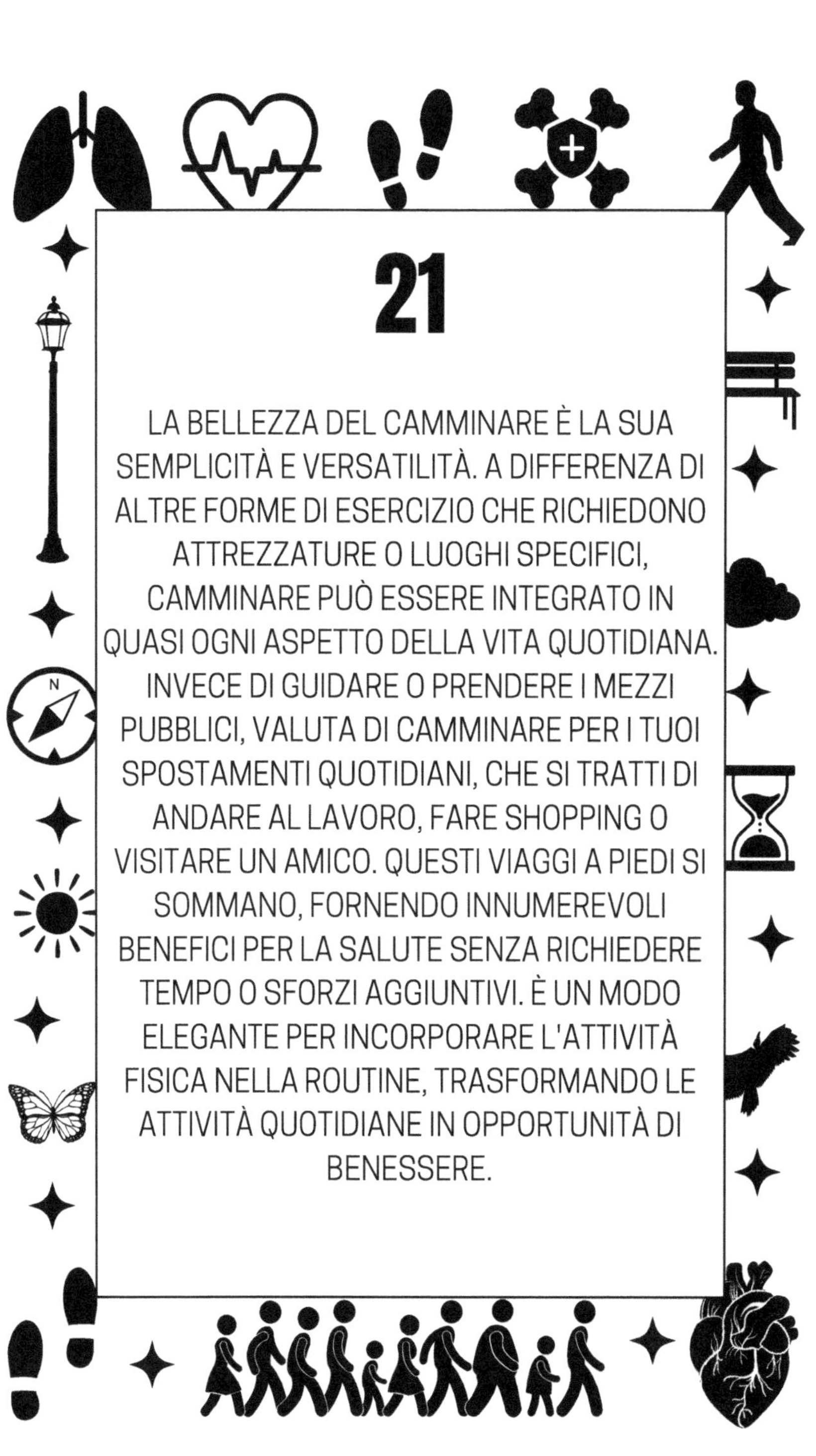

21

LA BELLEZZA DEL CAMMINARE È LA SUA SEMPLICITÀ E VERSATILITÀ. A DIFFERENZA DI ALTRE FORME DI ESERCIZIO CHE RICHIEDONO ATTREZZATURE O LUOGHI SPECIFICI, CAMMINARE PUÒ ESSERE INTEGRATO IN QUASI OGNI ASPETTO DELLA VITA QUOTIDIANA. INVECE DI GUIDARE O PRENDERE I MEZZI PUBBLICI, VALUTA DI CAMMINARE PER I TUOI SPOSTAMENTI QUOTIDIANI, CHE SI TRATTI DI ANDARE AL LAVORO, FARE SHOPPING O VISITARE UN AMICO. QUESTI VIAGGI A PIEDI SI SOMMANO, FORNENDO INNUMEREVOLI BENEFICI PER LA SALUTE SENZA RICHIEDERE TEMPO O SFORZI AGGIUNTIVI. È UN MODO ELEGANTE PER INCORPORARE L'ATTIVITÀ FISICA NELLA ROUTINE, TRASFORMANDO LE ATTIVITÀ QUOTIDIANE IN OPPORTUNITÀ DI BENESSERE.

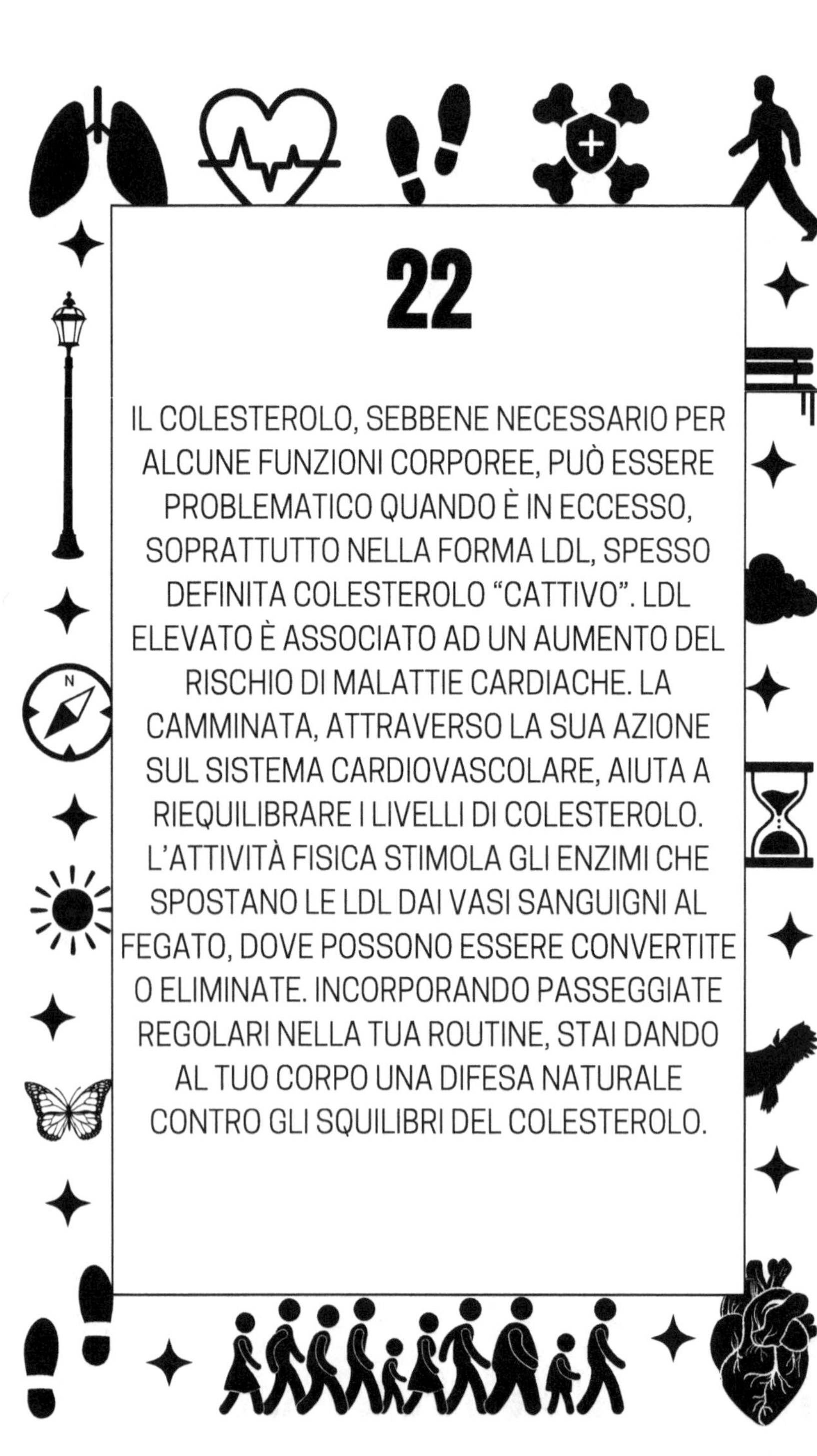

22

IL COLESTEROLO, SEBBENE NECESSARIO PER ALCUNE FUNZIONI CORPOREE, PUÒ ESSERE PROBLEMATICO QUANDO È IN ECCESSO, SOPRATTUTTO NELLA FORMA LDL, SPESSO DEFINITA COLESTEROLO "CATTIVO". LDL ELEVATO È ASSOCIATO AD UN AUMENTO DEL RISCHIO DI MALATTIE CARDIACHE. LA CAMMINATA, ATTRAVERSO LA SUA AZIONE SUL SISTEMA CARDIOVASCOLARE, AIUTA A RIEQUILIBRARE I LIVELLI DI COLESTEROLO. L'ATTIVITÀ FISICA STIMOLA GLI ENZIMI CHE SPOSTANO LE LDL DAI VASI SANGUIGNI AL FEGATO, DOVE POSSONO ESSERE CONVERTITE O ELIMINATE. INCORPORANDO PASSEGGIATE REGOLARI NELLA TUA ROUTINE, STAI DANDO AL TUO CORPO UNA DIFESA NATURALE CONTRO GLI SQUILIBRI DEL COLESTEROLO.

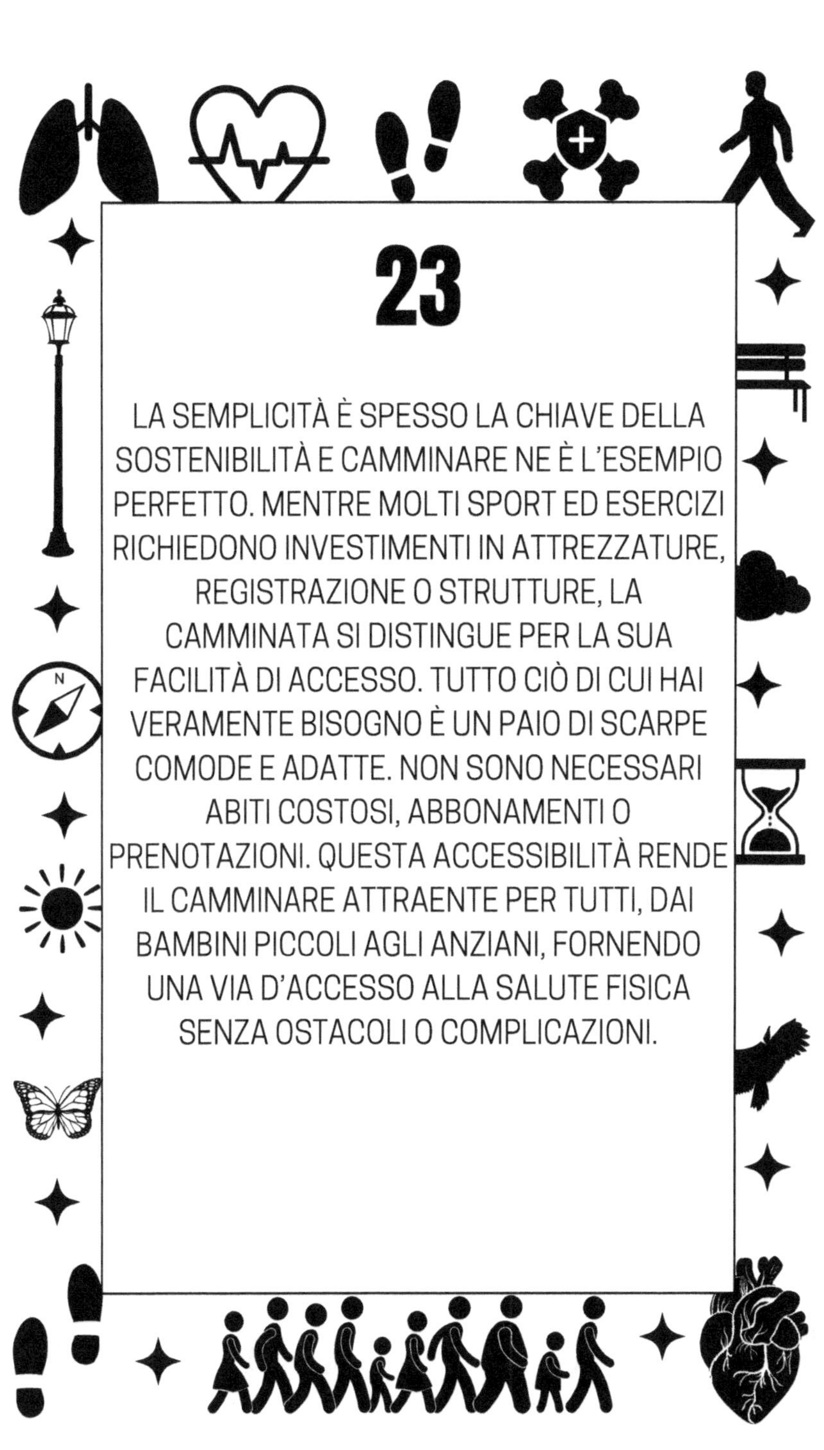

23

LA SEMPLICITÀ È SPESSO LA CHIAVE DELLA SOSTENIBILITÀ E CAMMINARE NE È L'ESEMPIO PERFETTO. MENTRE MOLTI SPORT ED ESERCIZI RICHIEDONO INVESTIMENTI IN ATTREZZATURE, REGISTRAZIONE O STRUTTURE, LA CAMMINATA SI DISTINGUE PER LA SUA FACILITÀ DI ACCESSO. TUTTO CIÒ DI CUI HAI VERAMENTE BISOGNO È UN PAIO DI SCARPE COMODE E ADATTE. NON SONO NECESSARI ABITI COSTOSI, ABBONAMENTI O PRENOTAZIONI. QUESTA ACCESSIBILITÀ RENDE IL CAMMINARE ATTRAENTE PER TUTTI, DAI BAMBINI PICCOLI AGLI ANZIANI, FORNENDO UNA VIA D'ACCESSO ALLA SALUTE FISICA SENZA OSTACOLI O COMPLICAZIONI.

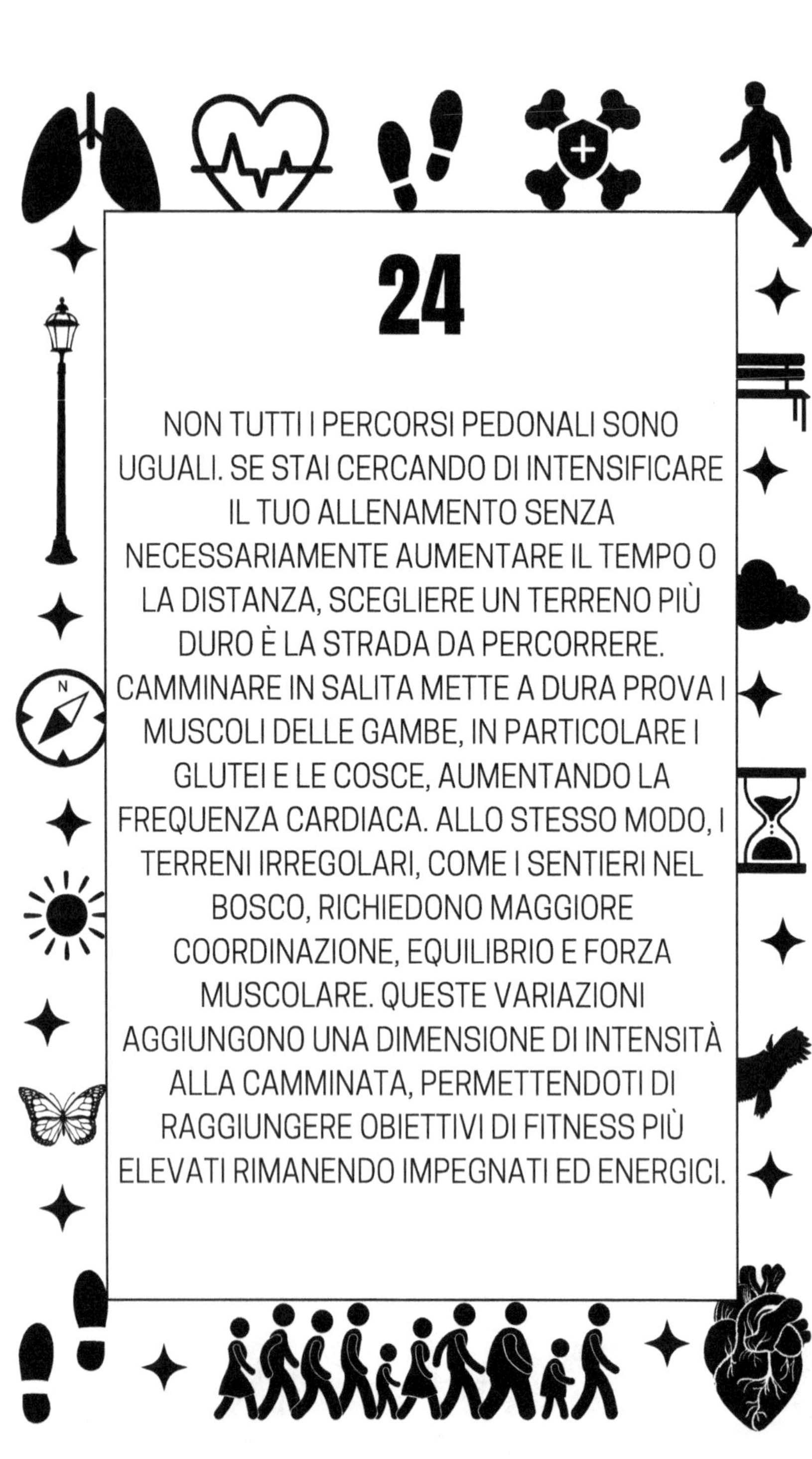

24

NON TUTTI I PERCORSI PEDONALI SONO UGUALI. SE STAI CERCANDO DI INTENSIFICARE IL TUO ALLENAMENTO SENZA NECESSARIAMENTE AUMENTARE IL TEMPO O LA DISTANZA, SCEGLIERE UN TERRENO PIÙ DURO È LA STRADA DA PERCORRERE. CAMMINARE IN SALITA METTE A DURA PROVA I MUSCOLI DELLE GAMBE, IN PARTICOLARE I GLUTEI E LE COSCE, AUMENTANDO LA FREQUENZA CARDIACA. ALLO STESSO MODO, I TERRENI IRREGOLARI, COME I SENTIERI NEL BOSCO, RICHIEDONO MAGGIORE COORDINAZIONE, EQUILIBRIO E FORZA MUSCOLARE. QUESTE VARIAZIONI AGGIUNGONO UNA DIMENSIONE DI INTENSITÀ ALLA CAMMINATA, PERMETTENDOTI DI RAGGIUNGERE OBIETTIVI DI FITNESS PIÙ ELEVATI RIMANENDO IMPEGNATI ED ENERGICI.

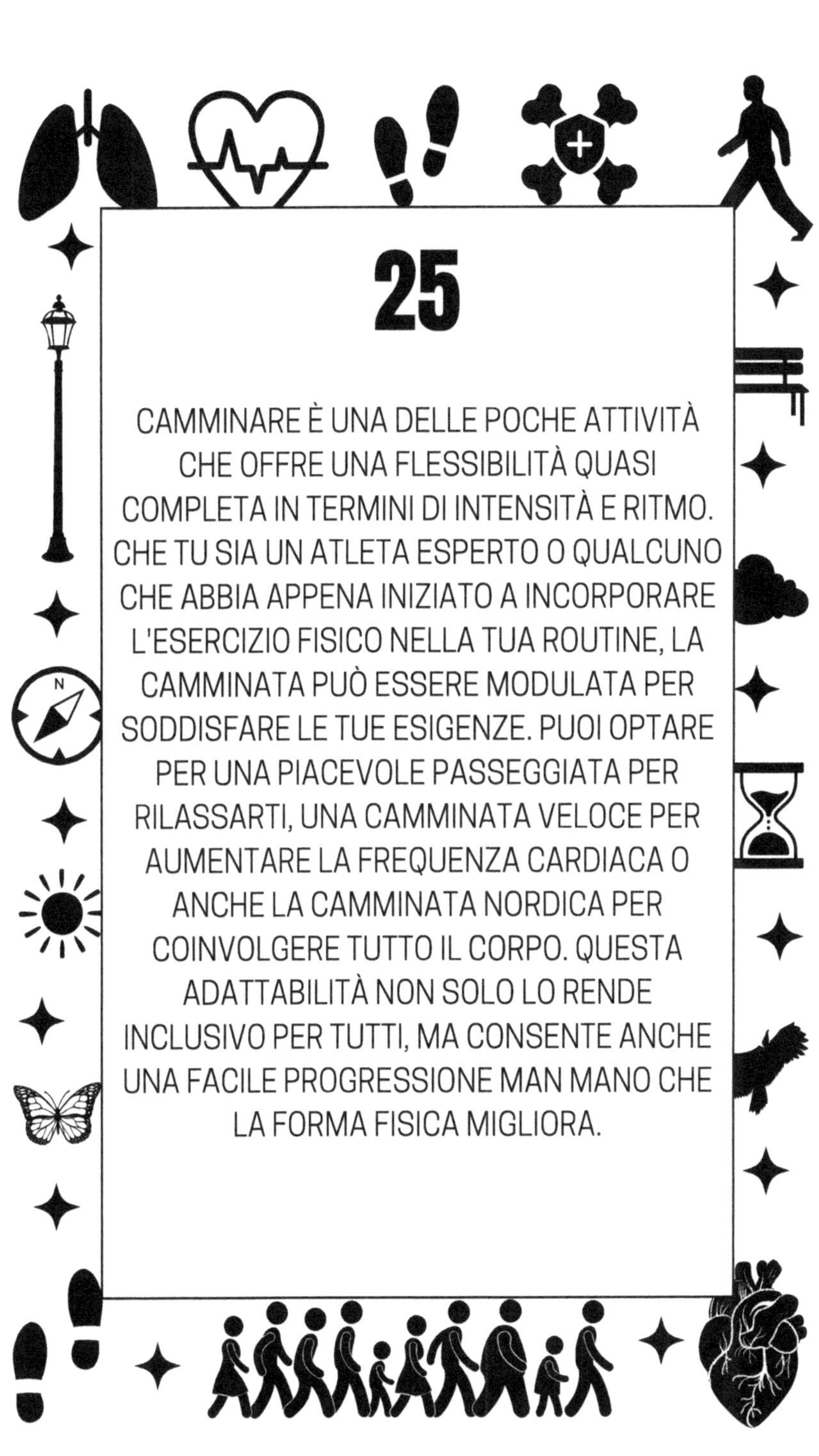

25

CAMMINARE È UNA DELLE POCHE ATTIVITÀ CHE OFFRE UNA FLESSIBILITÀ QUASI COMPLETA IN TERMINI DI INTENSITÀ E RITMO. CHE TU SIA UN ATLETA ESPERTO O QUALCUNO CHE ABBIA APPENA INIZIATO A INCORPORARE L'ESERCIZIO FISICO NELLA TUA ROUTINE, LA CAMMINATA PUÒ ESSERE MODULATA PER SODDISFARE LE TUE ESIGENZE. PUOI OPTARE PER UNA PIACEVOLE PASSEGGIATA PER RILASSARTI, UNA CAMMINATA VELOCE PER AUMENTARE LA FREQUENZA CARDIACA O ANCHE LA CAMMINATA NORDICA PER COINVOLGERE TUTTO IL CORPO. QUESTA ADATTABILITÀ NON SOLO LO RENDE INCLUSIVO PER TUTTI, MA CONSENTE ANCHE UNA FACILE PROGRESSIONE MAN MANO CHE LA FORMA FISICA MIGLIORA.

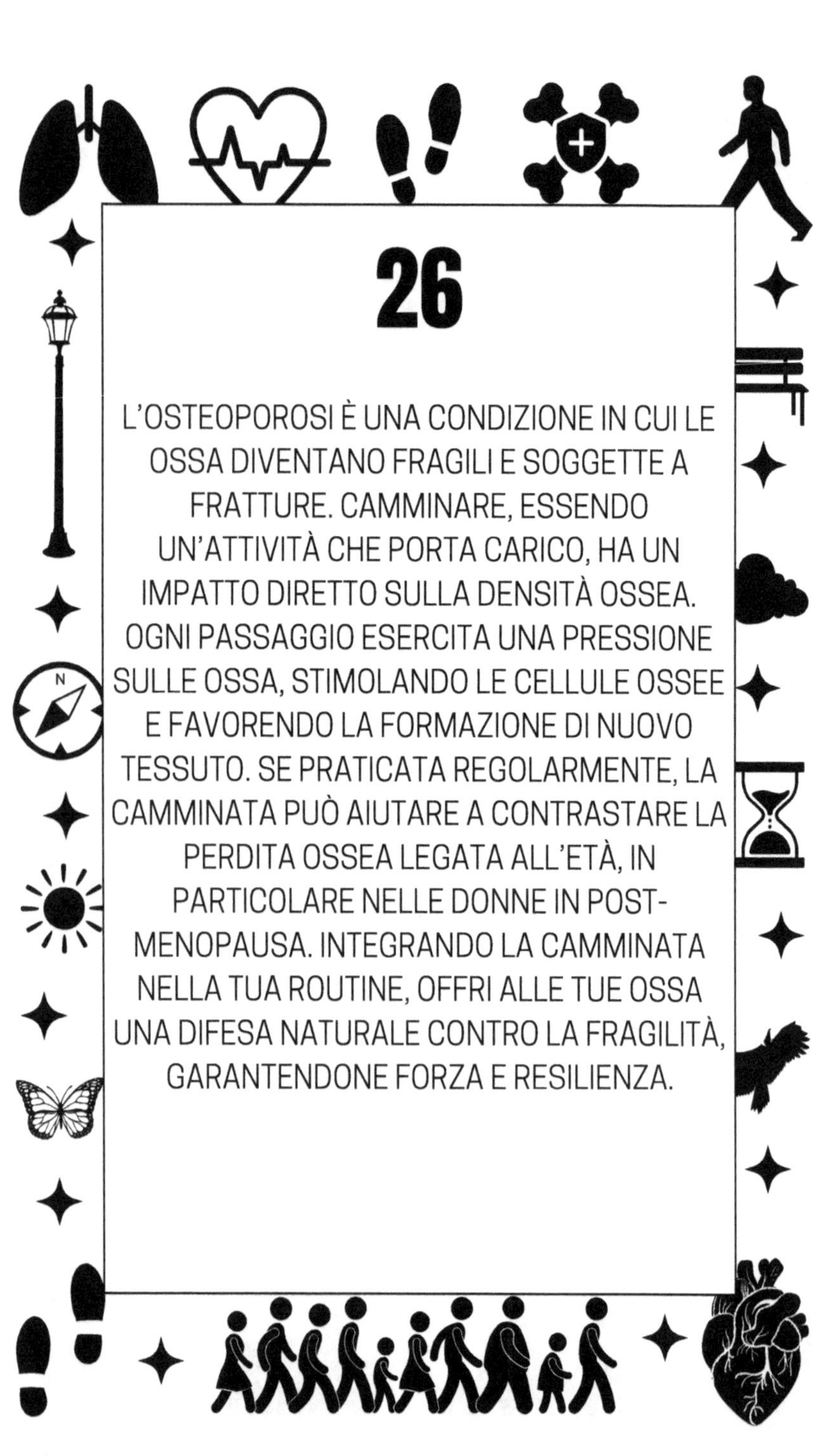

26

L'OSTEOPOROSI È UNA CONDIZIONE IN CUI LE OSSA DIVENTANO FRAGILI E SOGGETTE A FRATTURE. CAMMINARE, ESSENDO UN'ATTIVITÀ CHE PORTA CARICO, HA UN IMPATTO DIRETTO SULLA DENSITÀ OSSEA. OGNI PASSAGGIO ESERCITA UNA PRESSIONE SULLE OSSA, STIMOLANDO LE CELLULE OSSEE E FAVORENDO LA FORMAZIONE DI NUOVO TESSUTO. SE PRATICATA REGOLARMENTE, LA CAMMINATA PUÒ AIUTARE A CONTRASTARE LA PERDITA OSSEA LEGATA ALL'ETÀ, IN PARTICOLARE NELLE DONNE IN POST-MENOPAUSA. INTEGRANDO LA CAMMINATA NELLA TUA ROUTINE, OFFRI ALLE TUE OSSA UNA DIFESA NATURALE CONTRO LA FRAGILITÀ, GARANTENDONE FORZA E RESILIENZA.

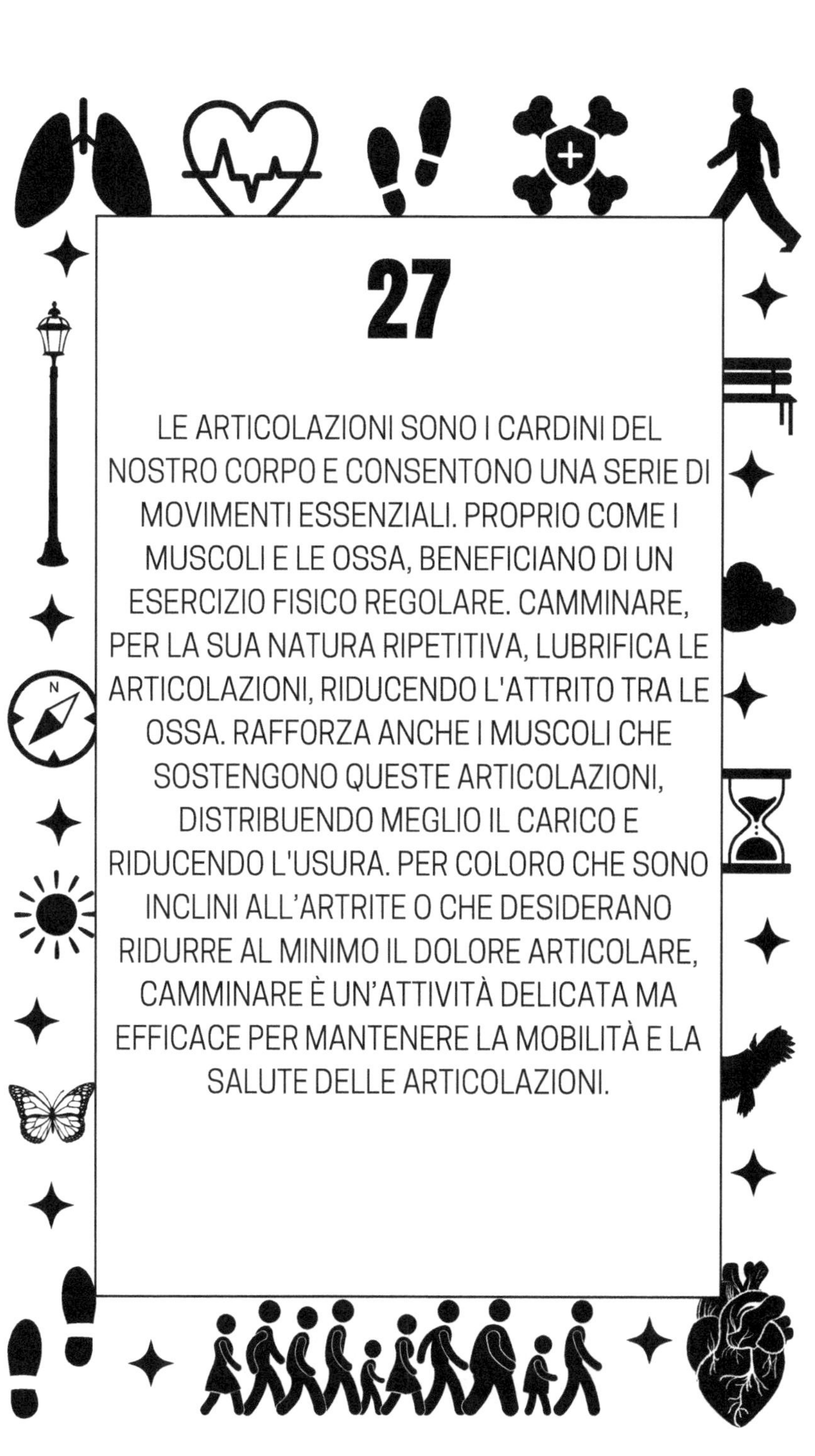

27

LE ARTICOLAZIONI SONO I CARDINI DEL NOSTRO CORPO E CONSENTONO UNA SERIE DI MOVIMENTI ESSENZIALI. PROPRIO COME I MUSCOLI E LE OSSA, BENEFICIANO DI UN ESERCIZIO FISICO REGOLARE. CAMMINARE, PER LA SUA NATURA RIPETITIVA, LUBRIFICA LE ARTICOLAZIONI, RIDUCENDO L'ATTRITO TRA LE OSSA. RAFFORZA ANCHE I MUSCOLI CHE SOSTENGONO QUESTE ARTICOLAZIONI, DISTRIBUENDO MEGLIO IL CARICO E RIDUCENDO L'USURA. PER COLORO CHE SONO INCLINI ALL'ARTRITE O CHE DESIDERANO RIDURRE AL MINIMO IL DOLORE ARTICOLARE, CAMMINARE È UN'ATTIVITÀ DELICATA MA EFFICACE PER MANTENERE LA MOBILITÀ E LA SALUTE DELLE ARTICOLAZIONI.

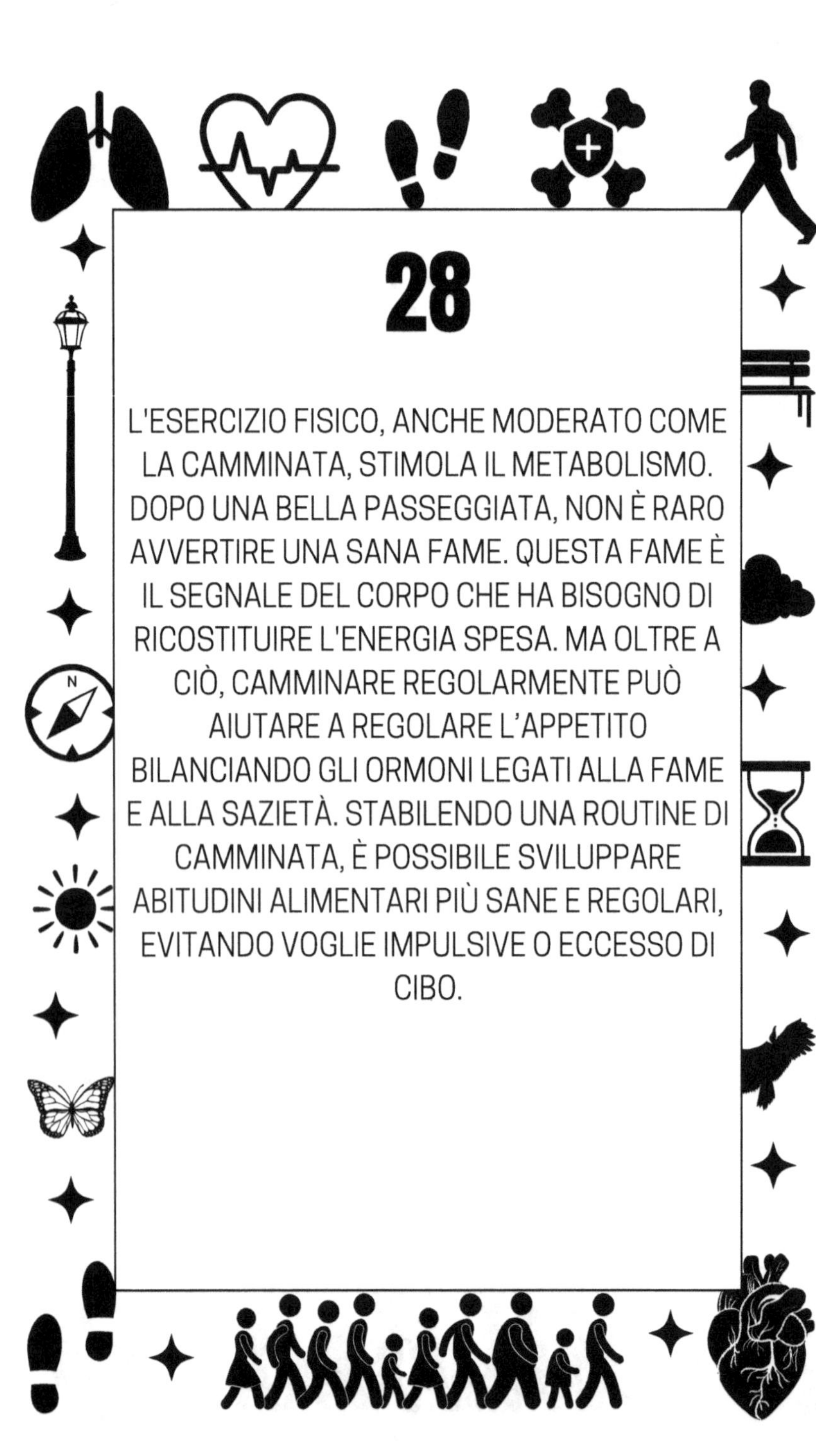

28

L'ESERCIZIO FISICO, ANCHE MODERATO COME LA CAMMINATA, STIMOLA IL METABOLISMO. DOPO UNA BELLA PASSEGGIATA, NON È RARO AVVERTIRE UNA SANA FAME. QUESTA FAME È IL SEGNALE DEL CORPO CHE HA BISOGNO DI RICOSTITUIRE L'ENERGIA SPESA. MA OLTRE A CIÒ, CAMMINARE REGOLARMENTE PUÒ AIUTARE A REGOLARE L'APPETITO BILANCIANDO GLI ORMONI LEGATI ALLA FAME E ALLA SAZIETÀ. STABILENDO UNA ROUTINE DI CAMMINATA, È POSSIBILE SVILUPPARE ABITUDINI ALIMENTARI PIÙ SANE E REGOLARI, EVITANDO VOGLIE IMPULSIVE O ECCESSO DI CIBO.

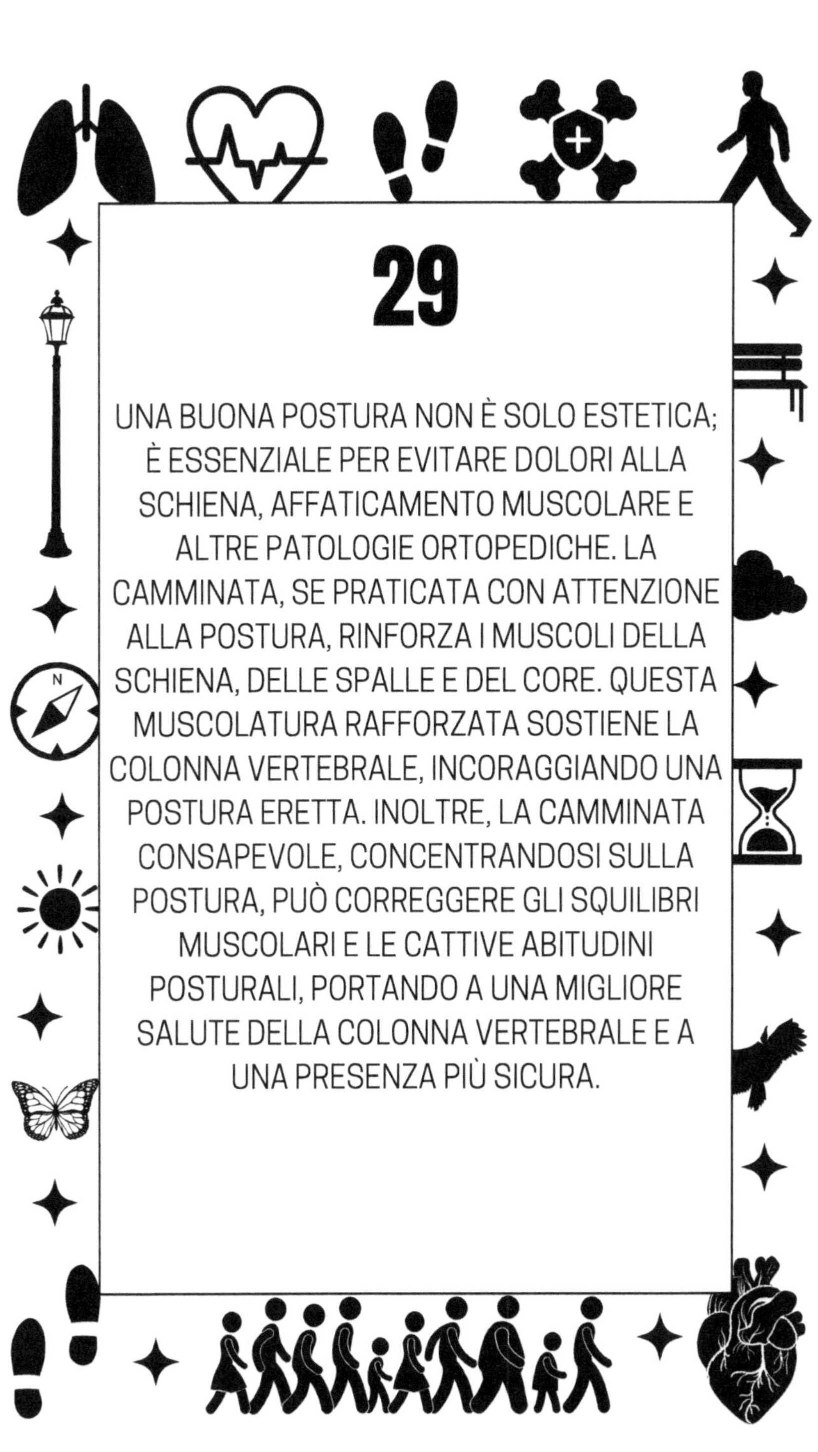

29

UNA BUONA POSTURA NON È SOLO ESTETICA; È ESSENZIALE PER EVITARE DOLORI ALLA SCHIENA, AFFATICAMENTO MUSCOLARE E ALTRE PATOLOGIE ORTOPEDICHE. LA CAMMINATA, SE PRATICATA CON ATTENZIONE ALLA POSTURA, RINFORZA I MUSCOLI DELLA SCHIENA, DELLE SPALLE E DEL CORE. QUESTA MUSCOLATURA RAFFORZATA SOSTIENE LA COLONNA VERTEBRALE, INCORAGGIANDO UNA POSTURA ERETTA. INOLTRE, LA CAMMINATA CONSAPEVOLE, CONCENTRANDOSI SULLA POSTURA, PUÒ CORREGGERE GLI SQUILIBRI MUSCOLARI E LE CATTIVE ABITUDINI POSTURALI, PORTANDO A UNA MIGLIORE SALUTE DELLA COLONNA VERTEBRALE E A UNA PRESENZA PIÙ SICURA.

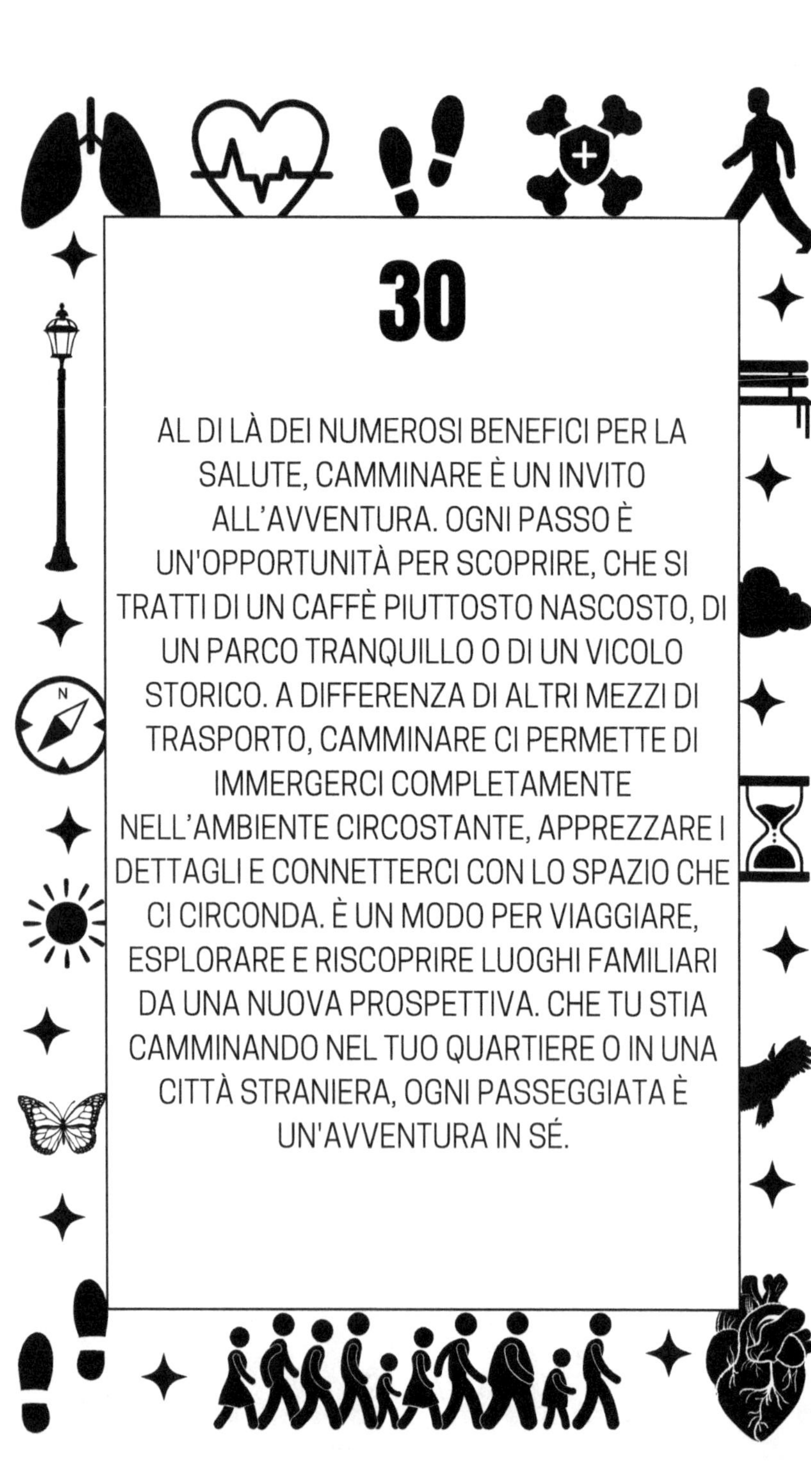

30

AL DI LÀ DEI NUMEROSI BENEFICI PER LA
SALUTE, CAMMINARE È UN INVITO
ALL'AVVENTURA. OGNI PASSO È
UN'OPPORTUNITÀ PER SCOPRIRE, CHE SI
TRATTI DI UN CAFFÈ PIUTTOSTO NASCOSTO, DI
UN PARCO TRANQUILLO O DI UN VICOLO
STORICO. A DIFFERENZA DI ALTRI MEZZI DI
TRASPORTO, CAMMINARE CI PERMETTE DI
IMMERGERCI COMPLETAMENTE
NELL'AMBIENTE CIRCOSTANTE, APPREZZARE I
DETTAGLI E CONNETTERCI CON LO SPAZIO CHE
CI CIRCONDA. È UN MODO PER VIAGGIARE,
ESPLORARE E RISCOPRIRE LUOGHI FAMILIARI
DA UNA NUOVA PROSPETTIVA. CHE TU STIA
CAMMINANDO NEL TUO QUARTIERE O IN UNA
CITTÀ STRANIERA, OGNI PASSEGGIATA È
UN'AVVENTURA IN SÉ.

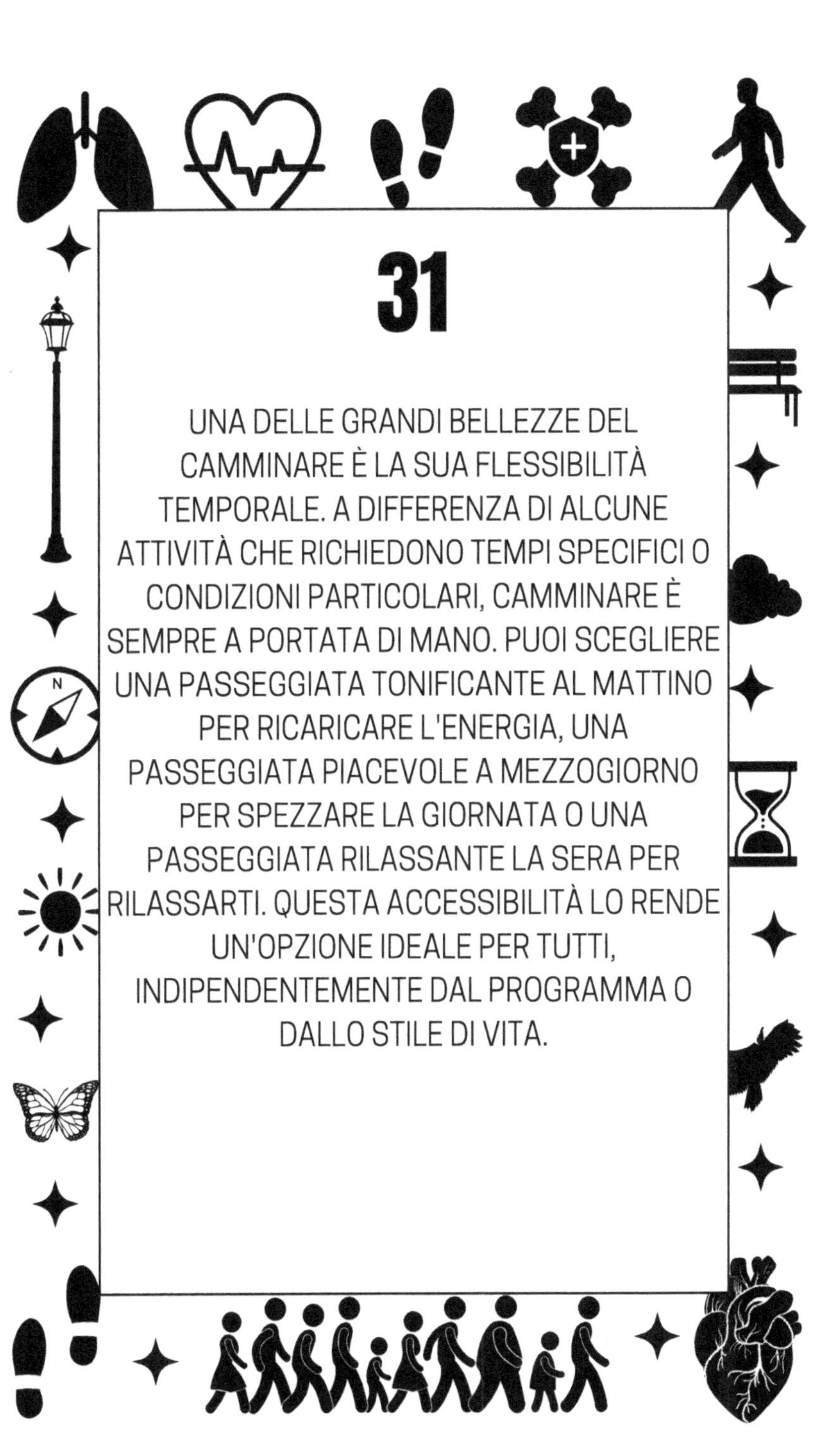

31

UNA DELLE GRANDI BELLEZZE DEL CAMMINARE È LA SUA FLESSIBILITÀ TEMPORALE. A DIFFERENZA DI ALCUNE ATTIVITÀ CHE RICHIEDONO TEMPI SPECIFICI O CONDIZIONI PARTICOLARI, CAMMINARE È SEMPRE A PORTATA DI MANO. PUOI SCEGLIERE UNA PASSEGGIATA TONIFICANTE AL MATTINO PER RICARICARE L'ENERGIA, UNA PASSEGGIATA PIACEVOLE A MEZZOGIORNO PER SPEZZARE LA GIORNATA O UNA PASSEGGIATA RILASSANTE LA SERA PER RILASSARTI. QUESTA ACCESSIBILITÀ LO RENDE UN'OPZIONE IDEALE PER TUTTI, INDIPENDENTEMENTE DAL PROGRAMMA O DALLO STILE DI VITA.

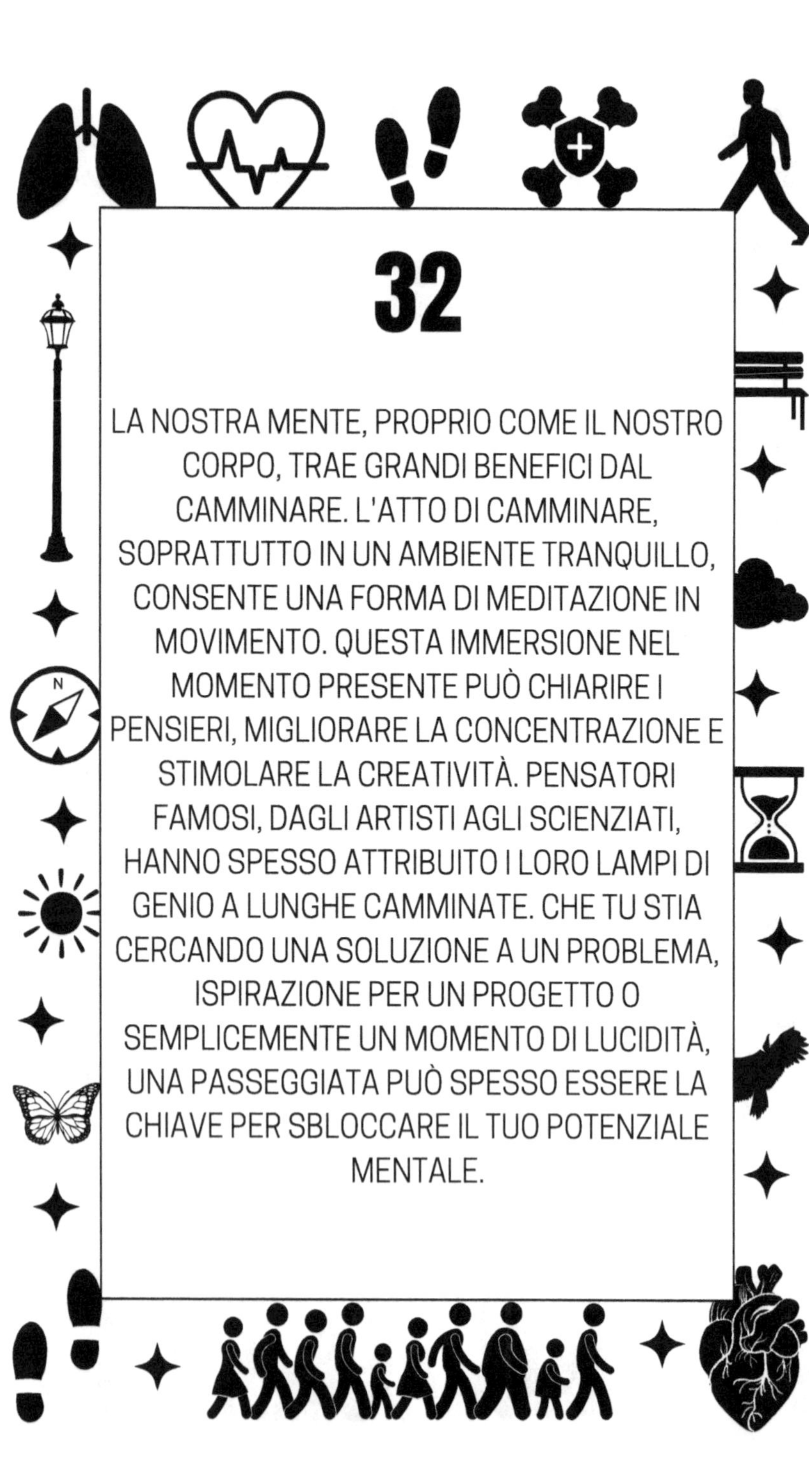

32

LA NOSTRA MENTE, PROPRIO COME IL NOSTRO CORPO, TRAE GRANDI BENEFICI DAL CAMMINARE. L'ATTO DI CAMMINARE, SOPRATTUTTO IN UN AMBIENTE TRANQUILLO, CONSENTE UNA FORMA DI MEDITAZIONE IN MOVIMENTO. QUESTA IMMERSIONE NEL MOMENTO PRESENTE PUÒ CHIARIRE I PENSIERI, MIGLIORARE LA CONCENTRAZIONE E STIMOLARE LA CREATIVITÀ. PENSATORI FAMOSI, DAGLI ARTISTI AGLI SCIENZIATI, HANNO SPESSO ATTRIBUITO I LORO LAMPI DI GENIO A LUNGHE CAMMINATE. CHE TU STIA CERCANDO UNA SOLUZIONE A UN PROBLEMA, ISPIRAZIONE PER UN PROGETTO O SEMPLICEMENTE UN MOMENTO DI LUCIDITÀ, UNA PASSEGGIATA PUÒ SPESSO ESSERE LA CHIAVE PER SBLOCCARE IL TUO POTENZIALE MENTALE.

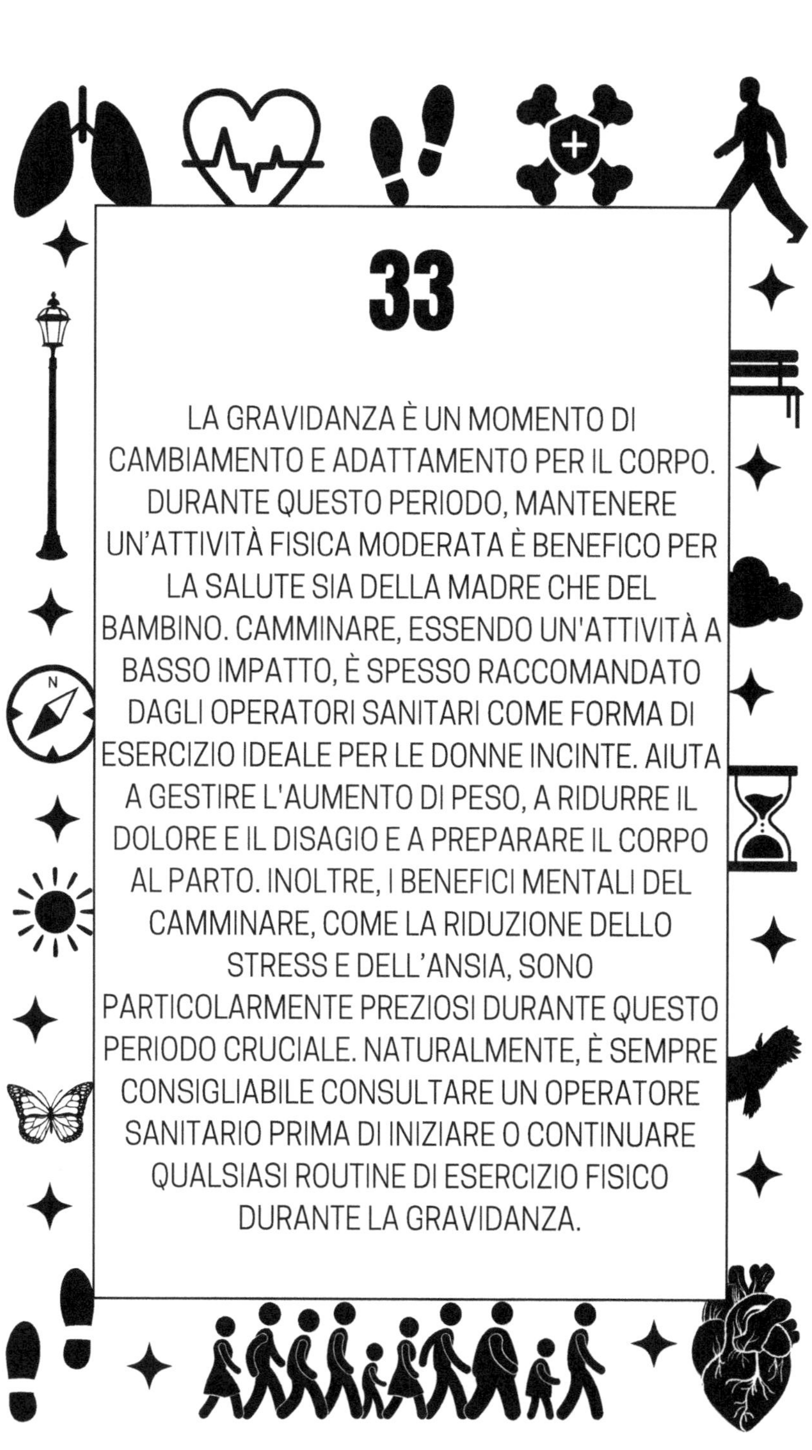

33

LA GRAVIDANZA È UN MOMENTO DI CAMBIAMENTO E ADATTAMENTO PER IL CORPO. DURANTE QUESTO PERIODO, MANTENERE UN'ATTIVITÀ FISICA MODERATA È BENEFICO PER LA SALUTE SIA DELLA MADRE CHE DEL BAMBINO. CAMMINARE, ESSENDO UN'ATTIVITÀ A BASSO IMPATTO, È SPESSO RACCOMANDATO DAGLI OPERATORI SANITARI COME FORMA DI ESERCIZIO IDEALE PER LE DONNE INCINTE. AIUTA A GESTIRE L'AUMENTO DI PESO, A RIDURRE IL DOLORE E IL DISAGIO E A PREPARARE IL CORPO AL PARTO. INOLTRE, I BENEFICI MENTALI DEL CAMMINARE, COME LA RIDUZIONE DELLO STRESS E DELL'ANSIA, SONO PARTICOLARMENTE PREZIOSI DURANTE QUESTO PERIODO CRUCIALE. NATURALMENTE, È SEMPRE CONSIGLIABILE CONSULTARE UN OPERATORE SANITARIO PRIMA DI INIZIARE O CONTINUARE QUALSIASI ROUTINE DI ESERCIZIO FISICO DURANTE LA GRAVIDANZA.

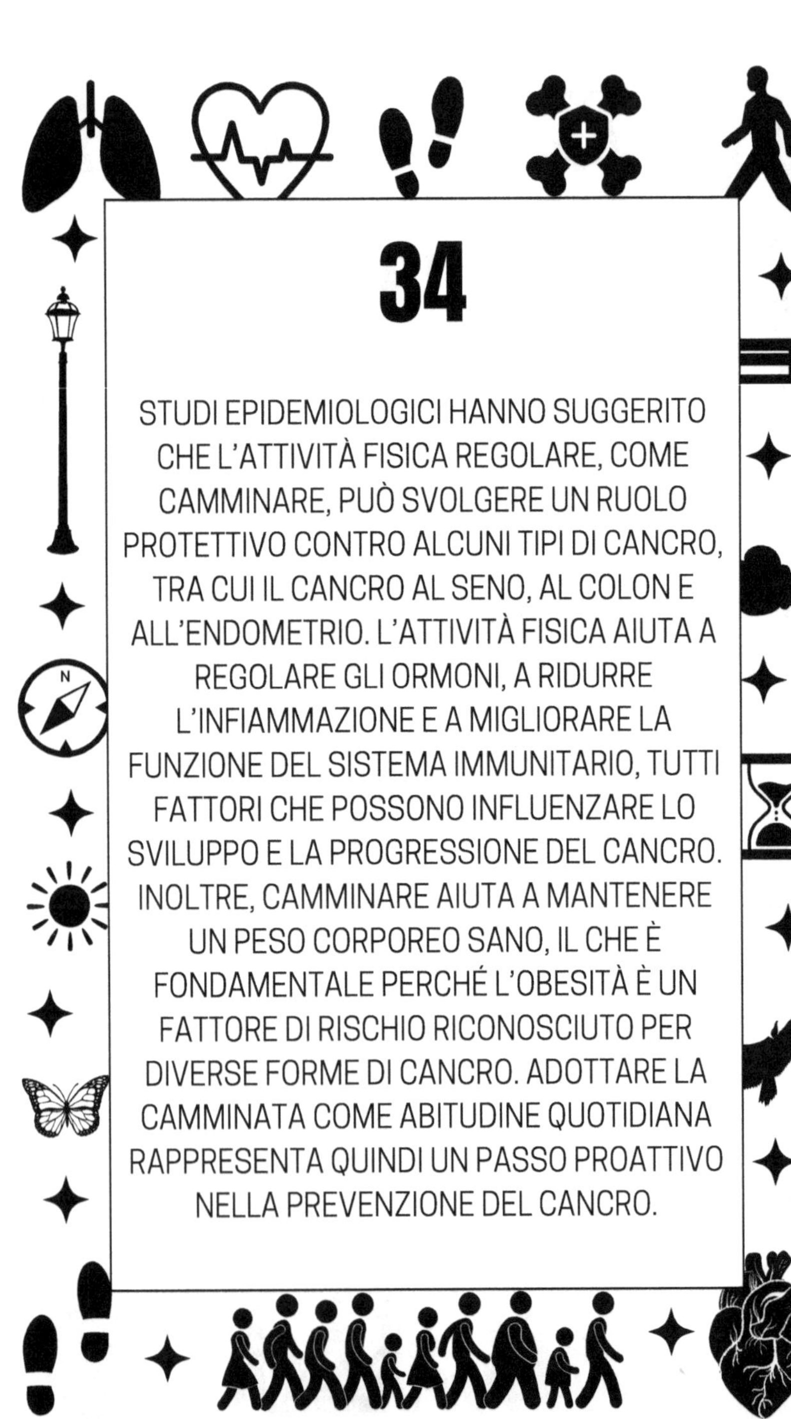

34

STUDI EPIDEMIOLOGICI HANNO SUGGERITO CHE L'ATTIVITÀ FISICA REGOLARE, COME CAMMINARE, PUÒ SVOLGERE UN RUOLO PROTETTIVO CONTRO ALCUNI TIPI DI CANCRO, TRA CUI IL CANCRO AL SENO, AL COLON E ALL'ENDOMETRIO. L'ATTIVITÀ FISICA AIUTA A REGOLARE GLI ORMONI, A RIDURRE L'INFIAMMAZIONE E A MIGLIORARE LA FUNZIONE DEL SISTEMA IMMUNITARIO, TUTTI FATTORI CHE POSSONO INFLUENZARE LO SVILUPPO E LA PROGRESSIONE DEL CANCRO. INOLTRE, CAMMINARE AIUTA A MANTENERE UN PESO CORPOREO SANO, IL CHE È FONDAMENTALE PERCHÉ L'OBESITÀ È UN FATTORE DI RISCHIO RICONOSCIUTO PER DIVERSE FORME DI CANCRO. ADOTTARE LA CAMMINATA COME ABITUDINE QUOTIDIANA RAPPRESENTA QUINDI UN PASSO PROATTIVO NELLA PREVENZIONE DEL CANCRO.

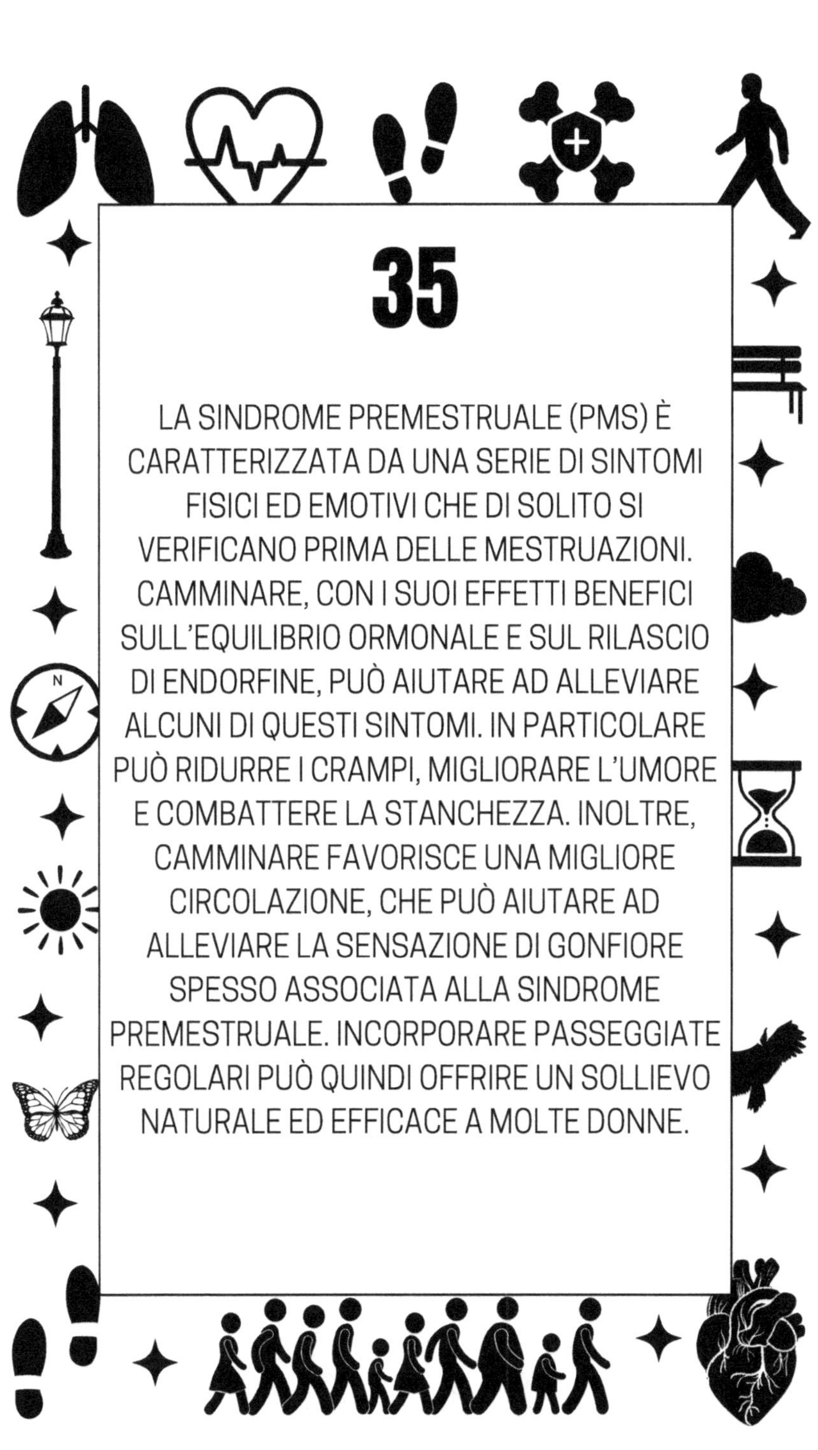

35

LA SINDROME PREMESTRUALE (PMS) È CARATTERIZZATA DA UNA SERIE DI SINTOMI FISICI ED EMOTIVI CHE DI SOLITO SI VERIFICANO PRIMA DELLE MESTRUAZIONI. CAMMINARE, CON I SUOI EFFETTI BENEFICI SULL'EQUILIBRIO ORMONALE E SUL RILASCIO DI ENDORFINE, PUÒ AIUTARE AD ALLEVIARE ALCUNI DI QUESTI SINTOMI. IN PARTICOLARE PUÒ RIDURRE I CRAMPI, MIGLIORARE L'UMORE E COMBATTERE LA STANCHEZZA. INOLTRE, CAMMINARE FAVORISCE UNA MIGLIORE CIRCOLAZIONE, CHE PUÒ AIUTARE AD ALLEVIARE LA SENSAZIONE DI GONFIORE SPESSO ASSOCIATA ALLA SINDROME PREMESTRUALE. INCORPORARE PASSEGGIATE REGOLARI PUÒ QUINDI OFFRIRE UN SOLLIEVO NATURALE ED EFFICACE A MOLTE DONNE.

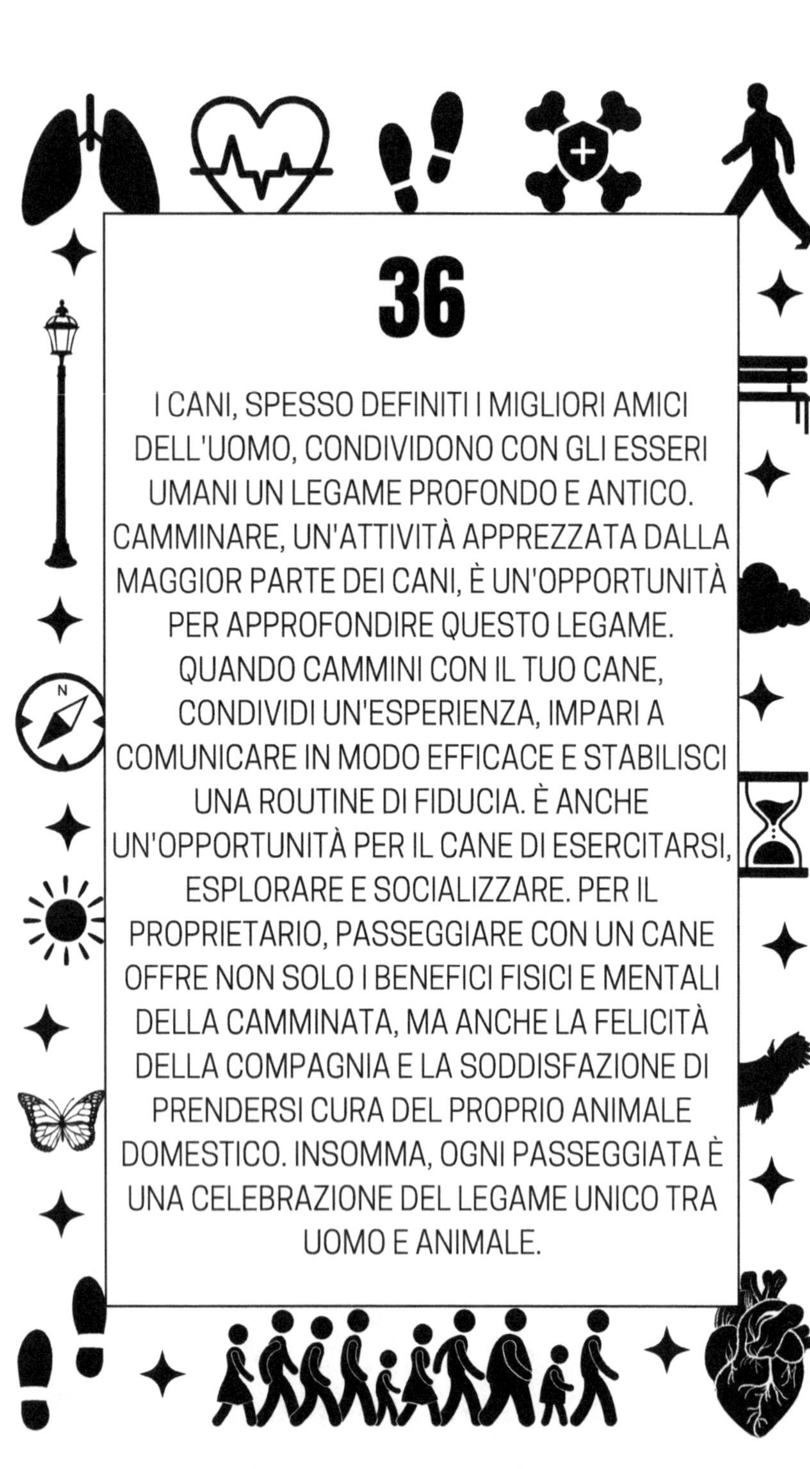

36

I CANI, SPESSO DEFINITI I MIGLIORI AMICI DELL'UOMO, CONDIVIDONO CON GLI ESSERI UMANI UN LEGAME PROFONDO E ANTICO. CAMMINARE, UN'ATTIVITÀ APPREZZATA DALLA MAGGIOR PARTE DEI CANI, È UN'OPPORTUNITÀ PER APPROFONDIRE QUESTO LEGAME. QUANDO CAMMINI CON IL TUO CANE, CONDIVIDI UN'ESPERIENZA, IMPARI A COMUNICARE IN MODO EFFICACE E STABILISCI UNA ROUTINE DI FIDUCIA. È ANCHE UN'OPPORTUNITÀ PER IL CANE DI ESERCITARSI, ESPLORARE E SOCIALIZZARE. PER IL PROPRIETARIO, PASSEGGIARE CON UN CANE OFFRE NON SOLO I BENEFICI FISICI E MENTALI DELLA CAMMINATA, MA ANCHE LA FELICITÀ DELLA COMPAGNIA E LA SODDISFAZIONE DI PRENDERSI CURA DEL PROPRIO ANIMALE DOMESTICO. INSOMMA, OGNI PASSEGGIATA È UNA CELEBRAZIONE DEL LEGAME UNICO TRA UOMO E ANIMALE.

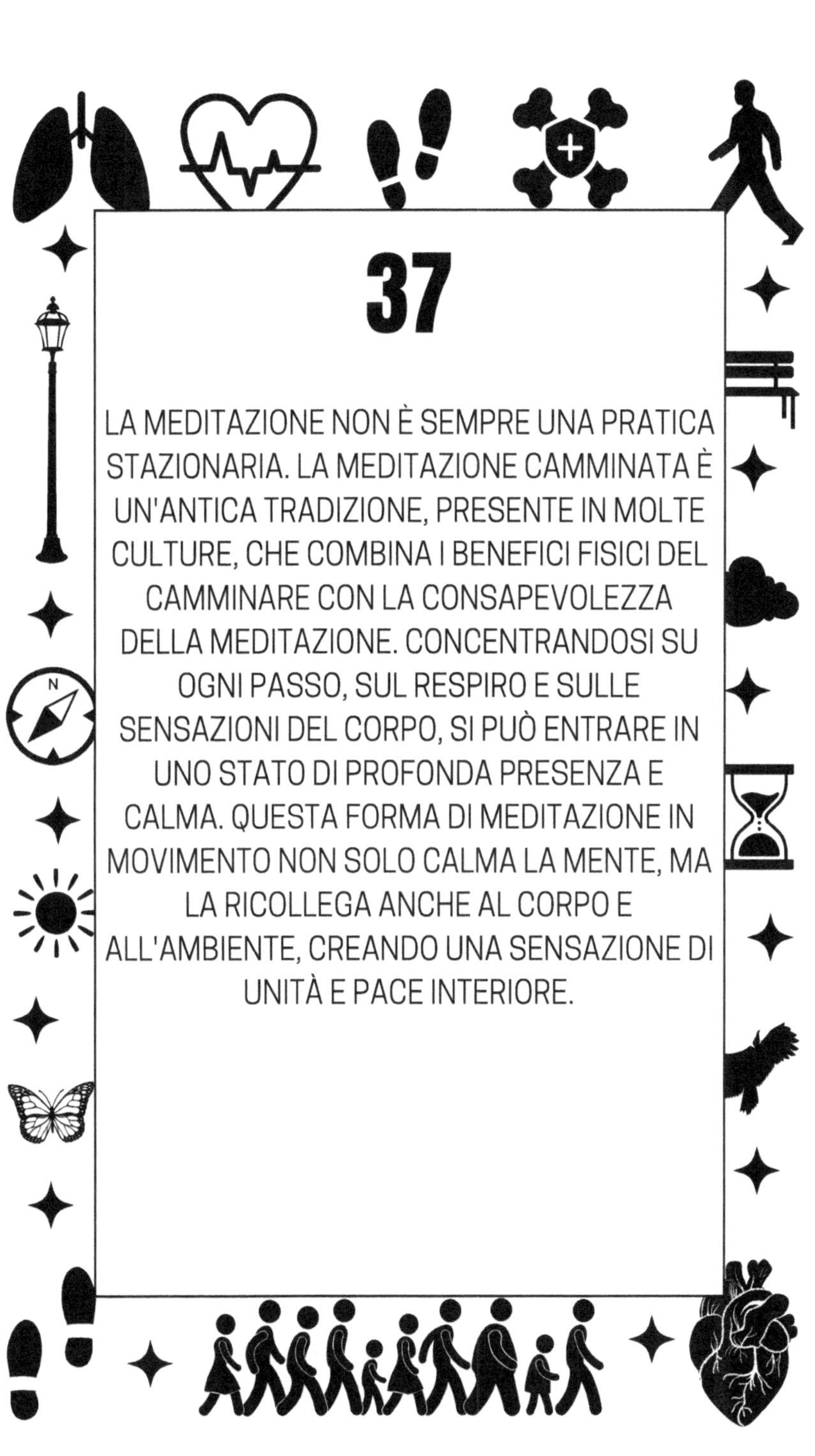

37

LA MEDITAZIONE NON È SEMPRE UNA PRATICA STAZIONARIA. LA MEDITAZIONE CAMMINATA È UN'ANTICA TRADIZIONE, PRESENTE IN MOLTE CULTURE, CHE COMBINA I BENEFICI FISICI DEL CAMMINARE CON LA CONSAPEVOLEZZA DELLA MEDITAZIONE. CONCENTRANDOSI SU OGNI PASSO, SUL RESPIRO E SULLE SENSAZIONI DEL CORPO, SI PUÒ ENTRARE IN UNO STATO DI PROFONDA PRESENZA E CALMA. QUESTA FORMA DI MEDITAZIONE IN MOVIMENTO NON SOLO CALMA LA MENTE, MA LA RICOLLEGA ANCHE AL CORPO E ALL'AMBIENTE, CREANDO UNA SENSAZIONE DI UNITÀ E PACE INTERIORE.

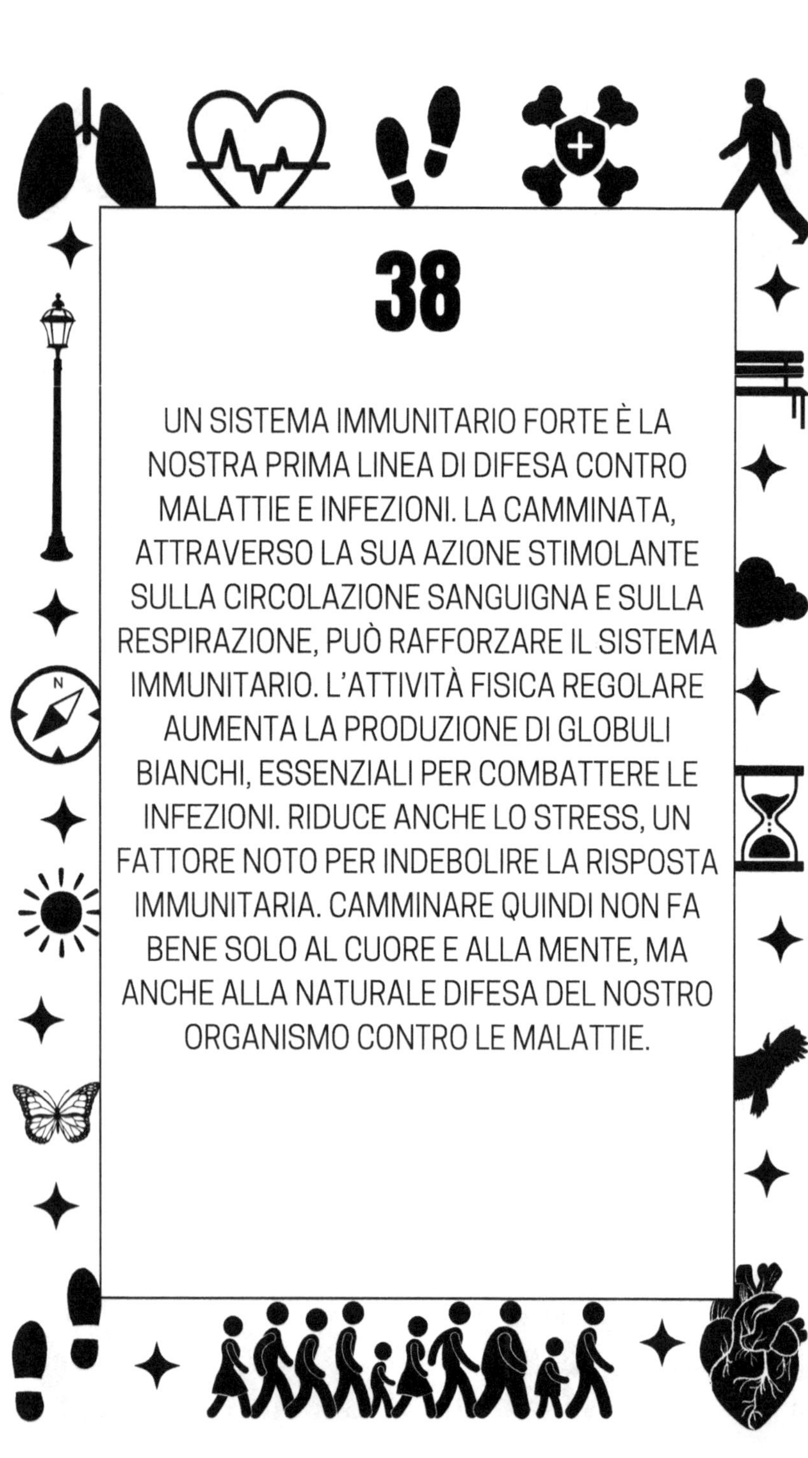

38

UN SISTEMA IMMUNITARIO FORTE È LA NOSTRA PRIMA LINEA DI DIFESA CONTRO MALATTIE E INFEZIONI. LA CAMMINATA, ATTRAVERSO LA SUA AZIONE STIMOLANTE SULLA CIRCOLAZIONE SANGUIGNA E SULLA RESPIRAZIONE, PUÒ RAFFORZARE IL SISTEMA IMMUNITARIO. L'ATTIVITÀ FISICA REGOLARE AUMENTA LA PRODUZIONE DI GLOBULI BIANCHI, ESSENZIALI PER COMBATTERE LE INFEZIONI. RIDUCE ANCHE LO STRESS, UN FATTORE NOTO PER INDEBOLIRE LA RISPOSTA IMMUNITARIA. CAMMINARE QUINDI NON FA BENE SOLO AL CUORE E ALLA MENTE, MA ANCHE ALLA NATURALE DIFESA DEL NOSTRO ORGANISMO CONTRO LE MALATTIE.

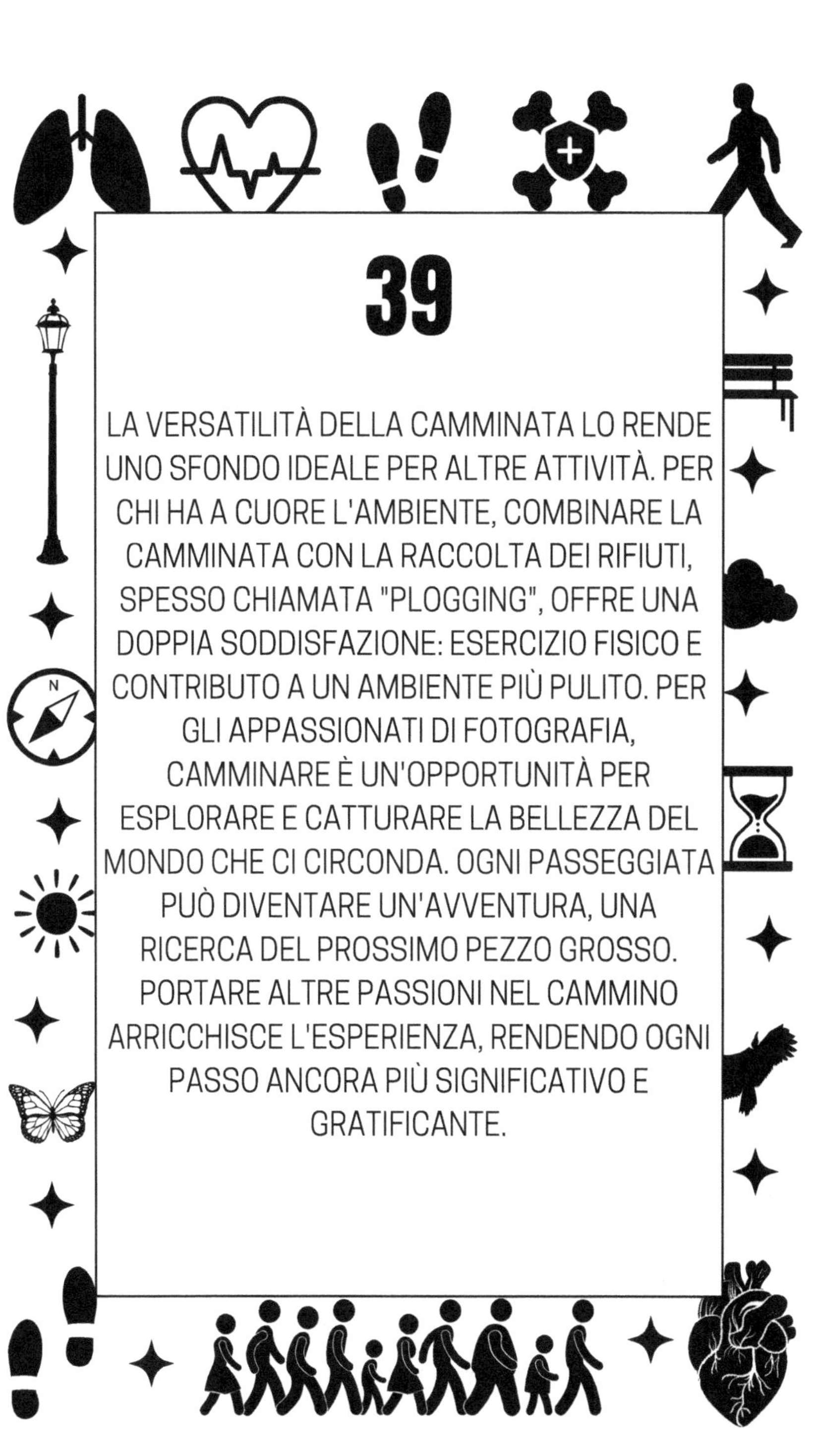

39

LA VERSATILITÀ DELLA CAMMINATA LO RENDE UNO SFONDO IDEALE PER ALTRE ATTIVITÀ. PER CHI HA A CUORE L'AMBIENTE, COMBINARE LA CAMMINATA CON LA RACCOLTA DEI RIFIUTI, SPESSO CHIAMATA "PLOGGING", OFFRE UNA DOPPIA SODDISFAZIONE: ESERCIZIO FISICO E CONTRIBUTO A UN AMBIENTE PIÙ PULITO. PER GLI APPASSIONATI DI FOTOGRAFIA, CAMMINARE È UN'OPPORTUNITÀ PER ESPLORARE E CATTURARE LA BELLEZZA DEL MONDO CHE CI CIRCONDA. OGNI PASSEGGIATA PUÒ DIVENTARE UN'AVVENTURA, UNA RICERCA DEL PROSSIMO PEZZO GROSSO. PORTARE ALTRE PASSIONI NEL CAMMINO ARRICCHISCE L'ESPERIENZA, RENDENDO OGNI PASSO ANCORA PIÙ SIGNIFICATIVO E GRATIFICANTE.

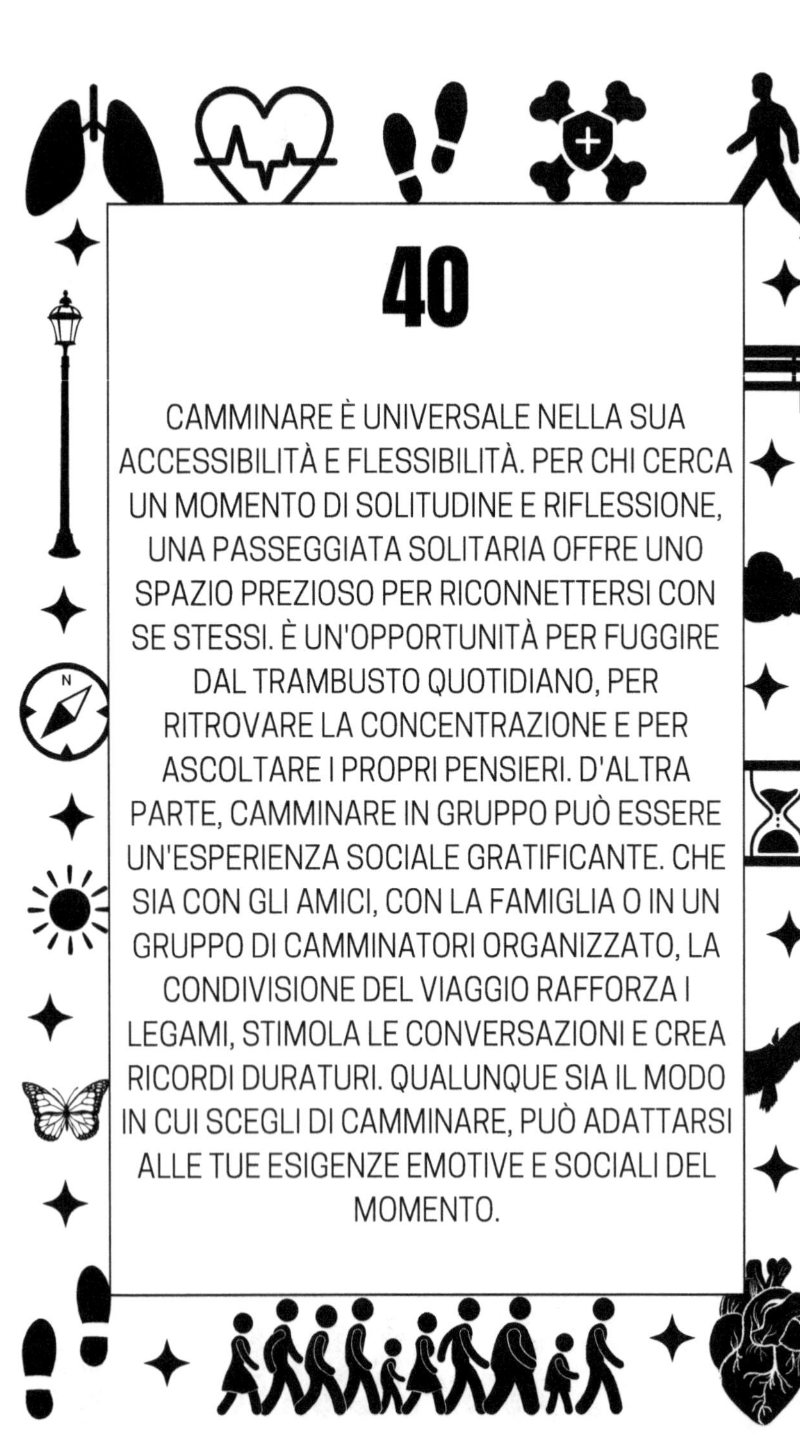

40

CAMMINARE È UNIVERSALE NELLA SUA ACCESSIBILITÀ E FLESSIBILITÀ. PER CHI CERCA UN MOMENTO DI SOLITUDINE E RIFLESSIONE, UNA PASSEGGIATA SOLITARIA OFFRE UNO SPAZIO PREZIOSO PER RICONNETTERSI CON SE STESSI. È UN'OPPORTUNITÀ PER FUGGIRE DAL TRAMBUSTO QUOTIDIANO, PER RITROVARE LA CONCENTRAZIONE E PER ASCOLTARE I PROPRI PENSIERI. D'ALTRA PARTE, CAMMINARE IN GRUPPO PUÒ ESSERE UN'ESPERIENZA SOCIALE GRATIFICANTE. CHE SIA CON GLI AMICI, CON LA FAMIGLIA O IN UN GRUPPO DI CAMMINATORI ORGANIZZATO, LA CONDIVISIONE DEL VIAGGIO RAFFORZA I LEGAMI, STIMOLA LE CONVERSAZIONI E CREA RICORDI DURATURI. QUALUNQUE SIA IL MODO IN CUI SCEGLI DI CAMMINARE, PUÒ ADATTARSI ALLE TUE ESIGENZE EMOTIVE E SOCIALI DEL MOMENTO.

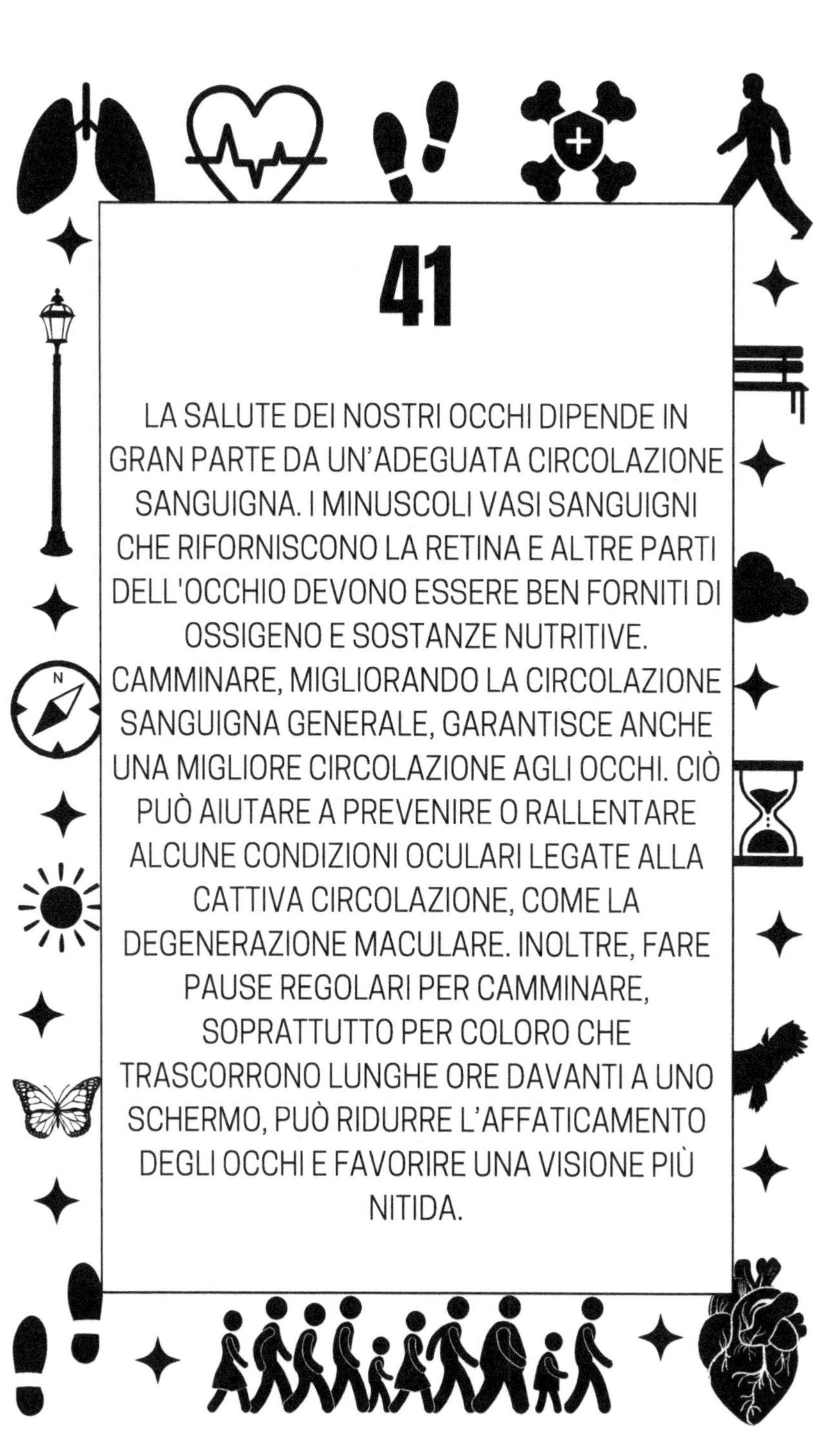

41

LA SALUTE DEI NOSTRI OCCHI DIPENDE IN GRAN PARTE DA UN'ADEGUATA CIRCOLAZIONE SANGUIGNA. I MINUSCOLI VASI SANGUIGNI CHE RIFORNISCONO LA RETINA E ALTRE PARTI DELL'OCCHIO DEVONO ESSERE BEN FORNITI DI OSSIGENO E SOSTANZE NUTRITIVE. CAMMINARE, MIGLIORANDO LA CIRCOLAZIONE SANGUIGNA GENERALE, GARANTISCE ANCHE UNA MIGLIORE CIRCOLAZIONE AGLI OCCHI. CIÒ PUÒ AIUTARE A PREVENIRE O RALLENTARE ALCUNE CONDIZIONI OCULARI LEGATE ALLA CATTIVA CIRCOLAZIONE, COME LA DEGENERAZIONE MACULARE. INOLTRE, FARE PAUSE REGOLARI PER CAMMINARE, SOPRATTUTTO PER COLORO CHE TRASCORRONO LUNGHE ORE DAVANTI A UNO SCHERMO, PUÒ RIDURRE L'AFFATICAMENTO DEGLI OCCHI E FAVORIRE UNA VISIONE PIÙ NITIDA.

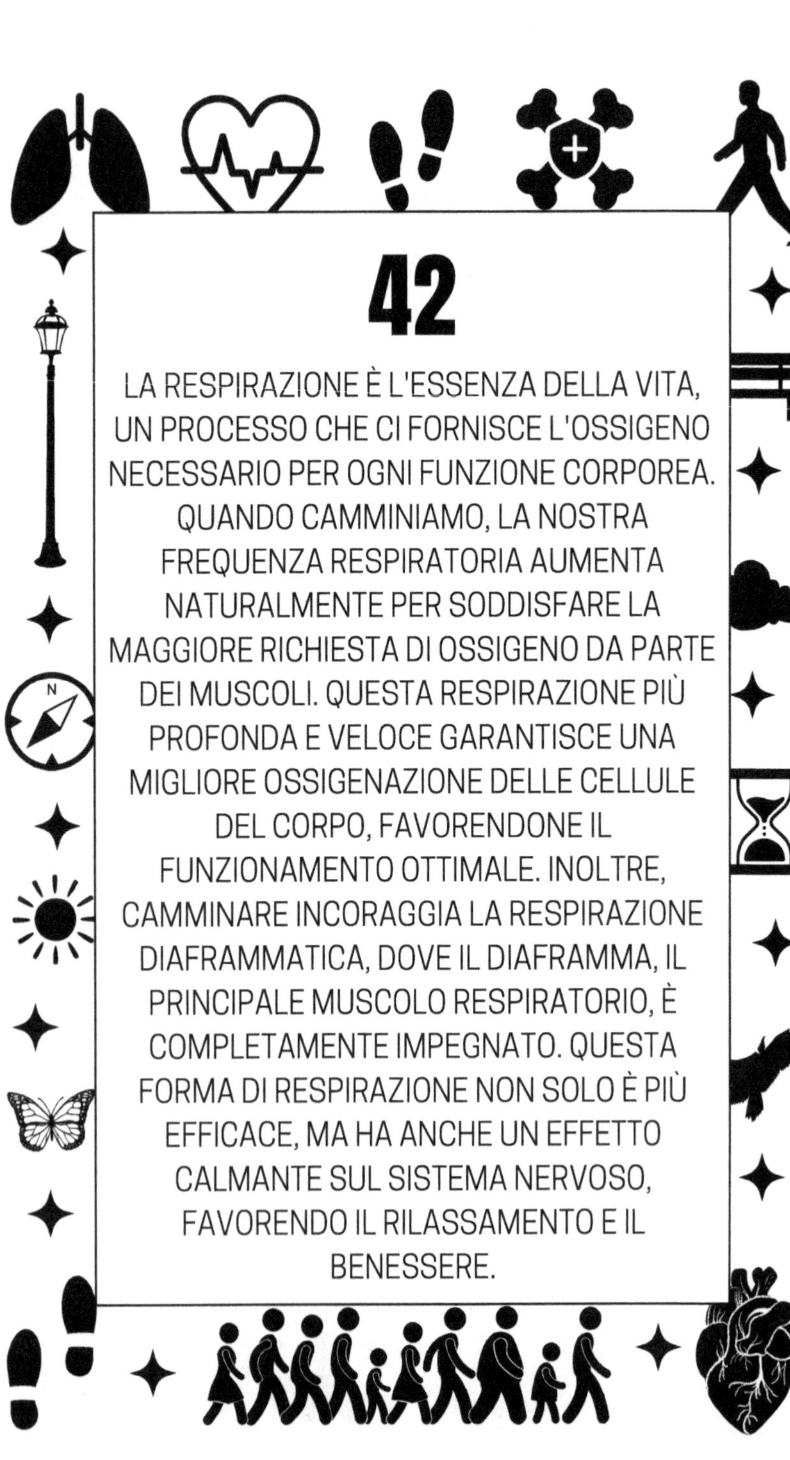

42

LA RESPIRAZIONE È L'ESSENZA DELLA VITA, UN PROCESSO CHE CI FORNISCE L'OSSIGENO NECESSARIO PER OGNI FUNZIONE CORPOREA. QUANDO CAMMINIAMO, LA NOSTRA FREQUENZA RESPIRATORIA AUMENTA NATURALMENTE PER SODDISFARE LA MAGGIORE RICHIESTA DI OSSIGENO DA PARTE DEI MUSCOLI. QUESTA RESPIRAZIONE PIÙ PROFONDA E VELOCE GARANTISCE UNA MIGLIORE OSSIGENAZIONE DELLE CELLULE DEL CORPO, FAVORENDONE IL FUNZIONAMENTO OTTIMALE. INOLTRE, CAMMINARE INCORAGGIA LA RESPIRAZIONE DIAFRAMMATICA, DOVE IL DIAFRAMMA, IL PRINCIPALE MUSCOLO RESPIRATORIO, È COMPLETAMENTE IMPEGNATO. QUESTA FORMA DI RESPIRAZIONE NON SOLO È PIÙ EFFICACE, MA HA ANCHE UN EFFETTO CALMANTE SUL SISTEMA NERVOSO, FAVORENDO IL RILASSAMENTO E IL BENESSERE.

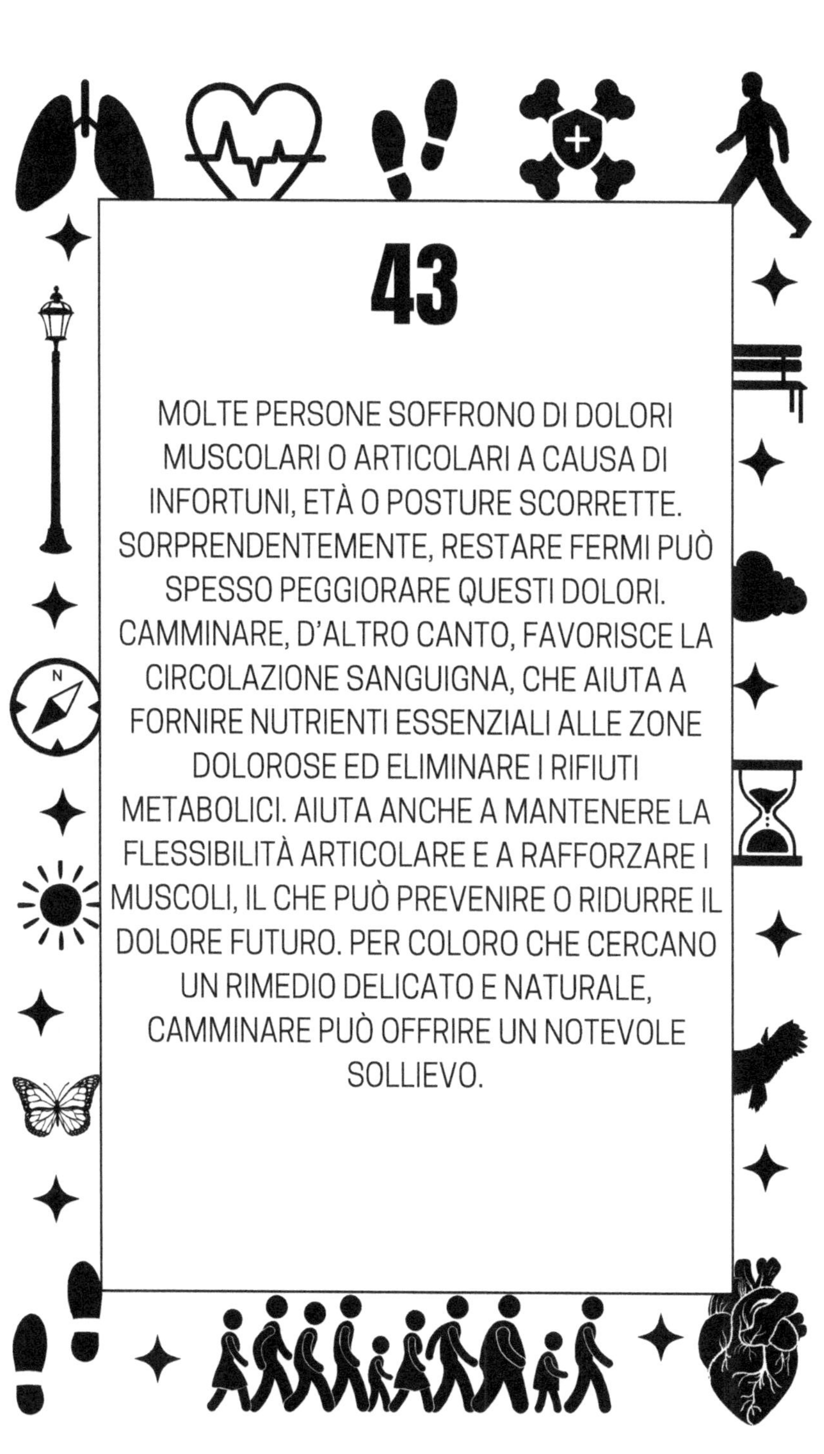

43

MOLTE PERSONE SOFFRONO DI DOLORI MUSCOLARI O ARTICOLARI A CAUSA DI INFORTUNI, ETÀ O POSTURE SCORRETTE. SORPRENDENTEMENTE, RESTARE FERMI PUÒ SPESSO PEGGIORARE QUESTI DOLORI. CAMMINARE, D'ALTRO CANTO, FAVORISCE LA CIRCOLAZIONE SANGUIGNA, CHE AIUTA A FORNIRE NUTRIENTI ESSENZIALI ALLE ZONE DOLOROSE ED ELIMINARE I RIFIUTI METABOLICI. AIUTA ANCHE A MANTENERE LA FLESSIBILITÀ ARTICOLARE E A RAFFORZARE I MUSCOLI, IL CHE PUÒ PREVENIRE O RIDURRE IL DOLORE FUTURO. PER COLORO CHE CERCANO UN RIMEDIO DELICATO E NATURALE, CAMMINARE PUÒ OFFRIRE UN NOTEVOLE SOLLIEVO.

44

L'ANSIA, UNA RISPOSTA NATURALE ALLO STRESS, PUÒ DIVENTARE OPPRIMENTE E DISTRUTTIVA PER MOLTI. CAMMINARE, CON IL SUO RITMO CALMANTE E L'IMPEGNO FISICO, PUÒ ESSERE UN POTENTE STRUMENTO PER GESTIRE L'ANSIA. ANCHE UN ESERCIZIO MODERATO RILASCIA ENDORFINE, CHE AGISCONO COME ANTIDOLORIFICI NATURALI E STABILIZZATORI DELL'UMORE. INOLTRE, IL SEMPLICE FATTO DI MUOVERSI IN UN NUOVO AMBIENTE, IN PARTICOLARE IN SPAZI APERTI COME PARCHI O NATURA, PUÒ FORNIRE UNA GRADITA DISTRAZIONE DAI PENSIERI ANSIOSI. CONCENTRANDOSI SUL MOMENTO PRESENTE, CAMMINARE PUÒ ESSERE UNA FORMA DI MEDITAZIONE CHE PORTA CALMA E CHIAREZZA ALLA MENTE.

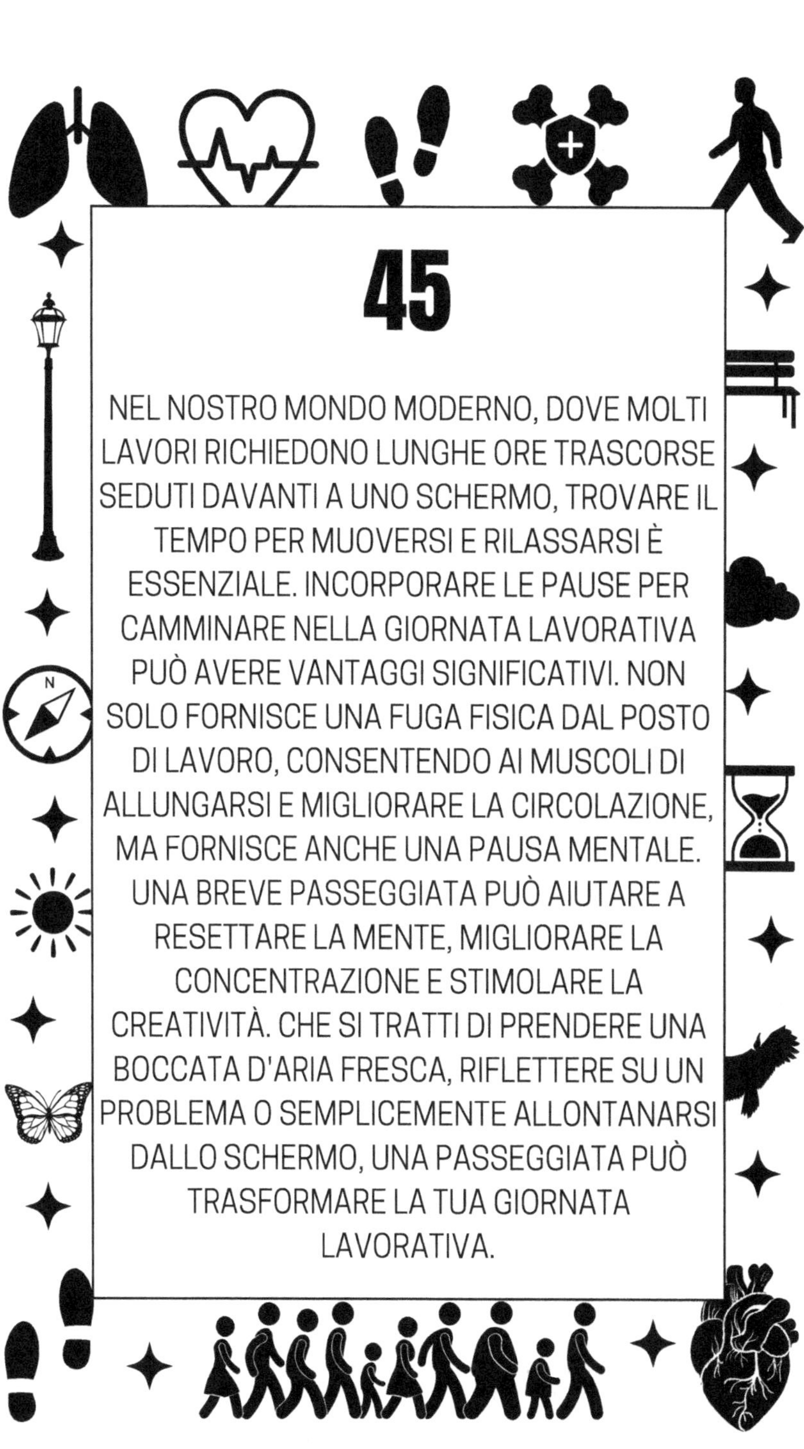

45

NEL NOSTRO MONDO MODERNO, DOVE MOLTI LAVORI RICHIEDONO LUNGHE ORE TRASCORSE SEDUTI DAVANTI A UNO SCHERMO, TROVARE IL TEMPO PER MUOVERSI E RILASSARSI È ESSENZIALE. INCORPORARE LE PAUSE PER CAMMINARE NELLA GIORNATA LAVORATIVA PUÒ AVERE VANTAGGI SIGNIFICATIVI. NON SOLO FORNISCE UNA FUGA FISICA DAL POSTO DI LAVORO, CONSENTENDO AI MUSCOLI DI ALLUNGARSI E MIGLIORARE LA CIRCOLAZIONE, MA FORNISCE ANCHE UNA PAUSA MENTALE. UNA BREVE PASSEGGIATA PUÒ AIUTARE A RESETTARE LA MENTE, MIGLIORARE LA CONCENTRAZIONE E STIMOLARE LA CREATIVITÀ. CHE SI TRATTI DI PRENDERE UNA BOCCATA D'ARIA FRESCA, RIFLETTERE SU UN PROBLEMA O SEMPLICEMENTE ALLONTANARSI DALLO SCHERMO, UNA PASSEGGIATA PUÒ TRASFORMARE LA TUA GIORNATA LAVORATIVA.

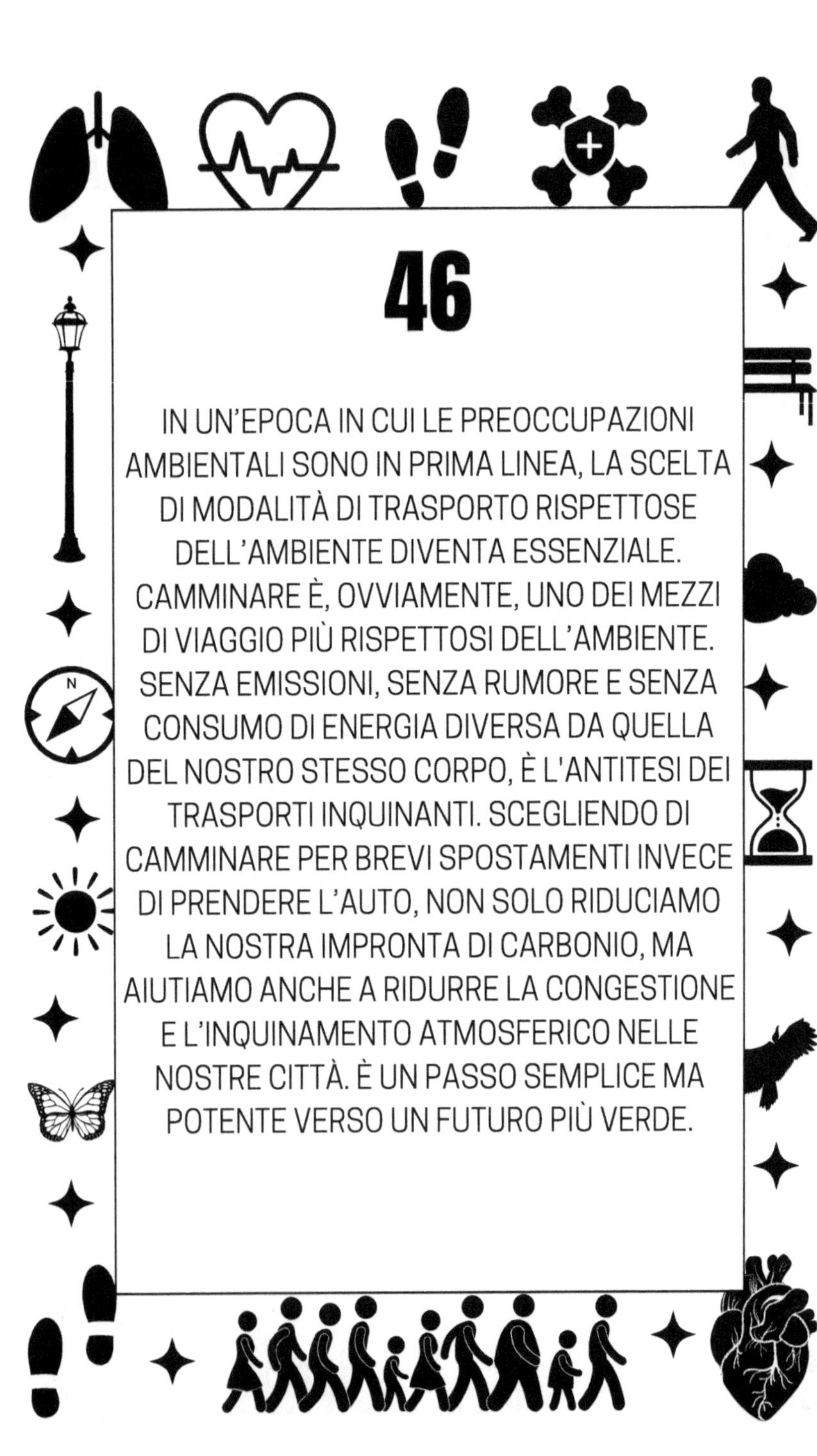

46

IN UN'EPOCA IN CUI LE PREOCCUPAZIONI AMBIENTALI SONO IN PRIMA LINEA, LA SCELTA DI MODALITÀ DI TRASPORTO RISPETTOSE DELL'AMBIENTE DIVENTA ESSENZIALE. CAMMINARE È, OVVIAMENTE, UNO DEI MEZZI DI VIAGGIO PIÙ RISPETTOSI DELL'AMBIENTE. SENZA EMISSIONI, SENZA RUMORE E SENZA CONSUMO DI ENERGIA DIVERSA DA QUELLA DEL NOSTRO STESSO CORPO, È L'ANTITESI DEI TRASPORTI INQUINANTI. SCEGLIENDO DI CAMMINARE PER BREVI SPOSTAMENTI INVECE DI PRENDERE L'AUTO, NON SOLO RIDUCIAMO LA NOSTRA IMPRONTA DI CARBONIO, MA AIUTIAMO ANCHE A RIDURRE LA CONGESTIONE E L'INQUINAMENTO ATMOSFERICO NELLE NOSTRE CITTÀ. È UN PASSO SEMPLICE MA POTENTE VERSO UN FUTURO PIÙ VERDE.

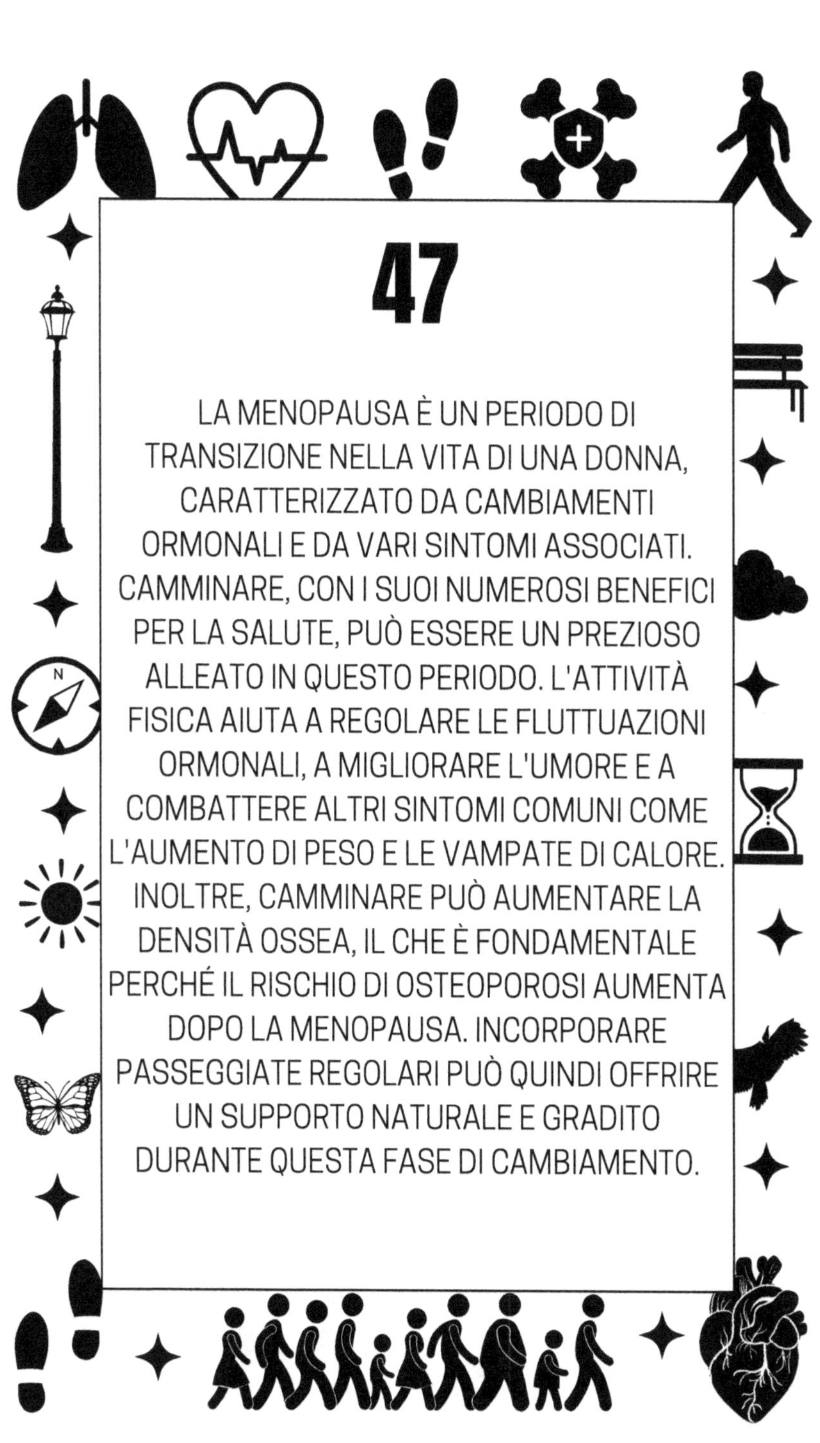

47

LA MENOPAUSA È UN PERIODO DI TRANSIZIONE NELLA VITA DI UNA DONNA, CARATTERIZZATO DA CAMBIAMENTI ORMONALI E DA VARI SINTOMI ASSOCIATI. CAMMINARE, CON I SUOI NUMEROSI BENEFICI PER LA SALUTE, PUÒ ESSERE UN PREZIOSO ALLEATO IN QUESTO PERIODO. L'ATTIVITÀ FISICA AIUTA A REGOLARE LE FLUTTUAZIONI ORMONALI, A MIGLIORARE L'UMORE E A COMBATTERE ALTRI SINTOMI COMUNI COME L'AUMENTO DI PESO E LE VAMPATE DI CALORE. INOLTRE, CAMMINARE PUÒ AUMENTARE LA DENSITÀ OSSEA, IL CHE È FONDAMENTALE PERCHÉ IL RISCHIO DI OSTEOPOROSI AUMENTA DOPO LA MENOPAUSA. INCORPORARE PASSEGGIATE REGOLARI PUÒ QUINDI OFFRIRE UN SUPPORTO NATURALE E GRADITO DURANTE QUESTA FASE DI CAMBIAMENTO.

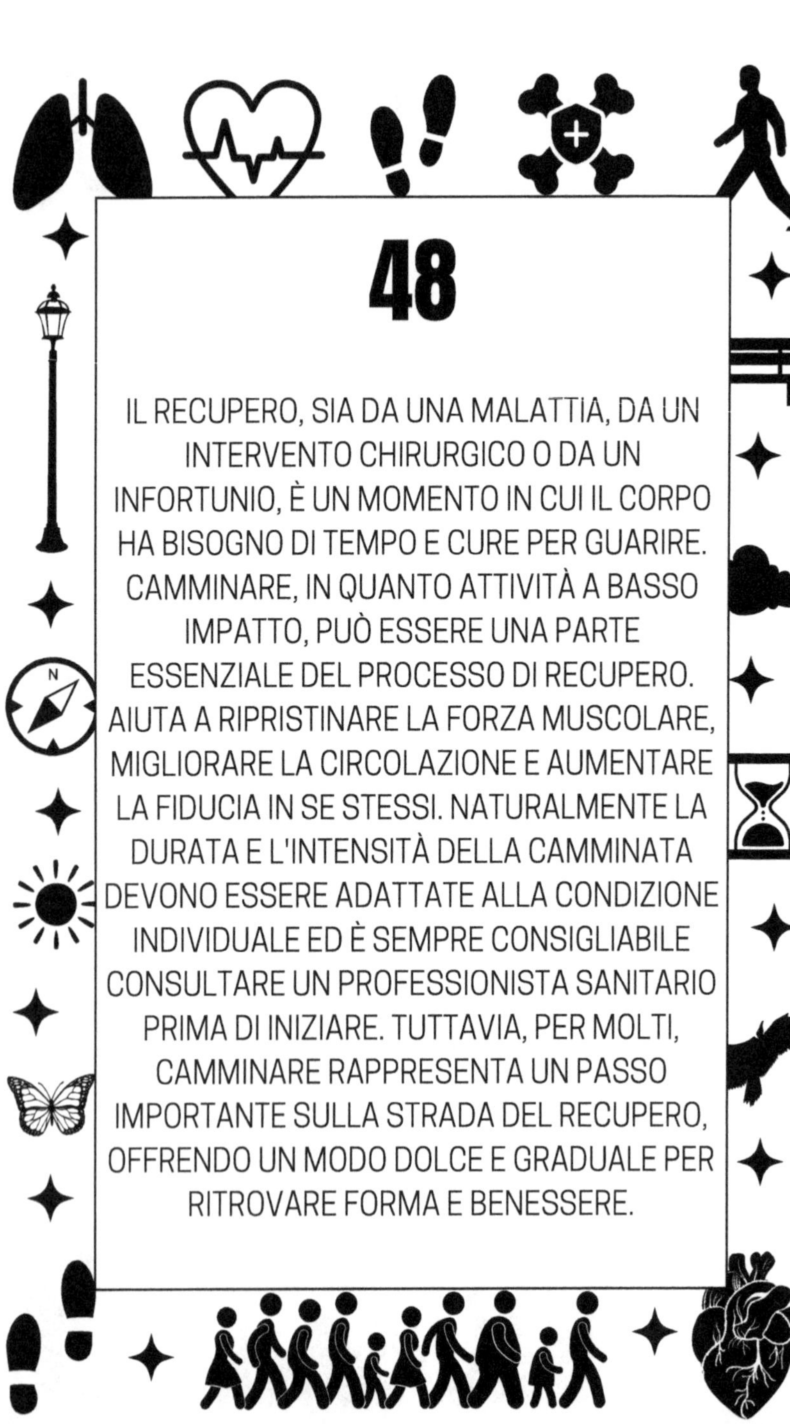

48

IL RECUPERO, SIA DA UNA MALATTIA, DA UN INTERVENTO CHIRURGICO O DA UN INFORTUNIO, È UN MOMENTO IN CUI IL CORPO HA BISOGNO DI TEMPO E CURE PER GUARIRE. CAMMINARE, IN QUANTO ATTIVITÀ A BASSO IMPATTO, PUÒ ESSERE UNA PARTE ESSENZIALE DEL PROCESSO DI RECUPERO. AIUTA A RIPRISTINARE LA FORZA MUSCOLARE, MIGLIORARE LA CIRCOLAZIONE E AUMENTARE LA FIDUCIA IN SE STESSI. NATURALMENTE LA DURATA E L'INTENSITÀ DELLA CAMMINATA DEVONO ESSERE ADATTATE ALLA CONDIZIONE INDIVIDUALE ED È SEMPRE CONSIGLIABILE CONSULTARE UN PROFESSIONISTA SANITARIO PRIMA DI INIZIARE. TUTTAVIA, PER MOLTI, CAMMINARE RAPPRESENTA UN PASSO IMPORTANTE SULLA STRADA DEL RECUPERO, OFFRENDO UN MODO DOLCE E GRADUALE PER RITROVARE FORMA E BENESSERE.

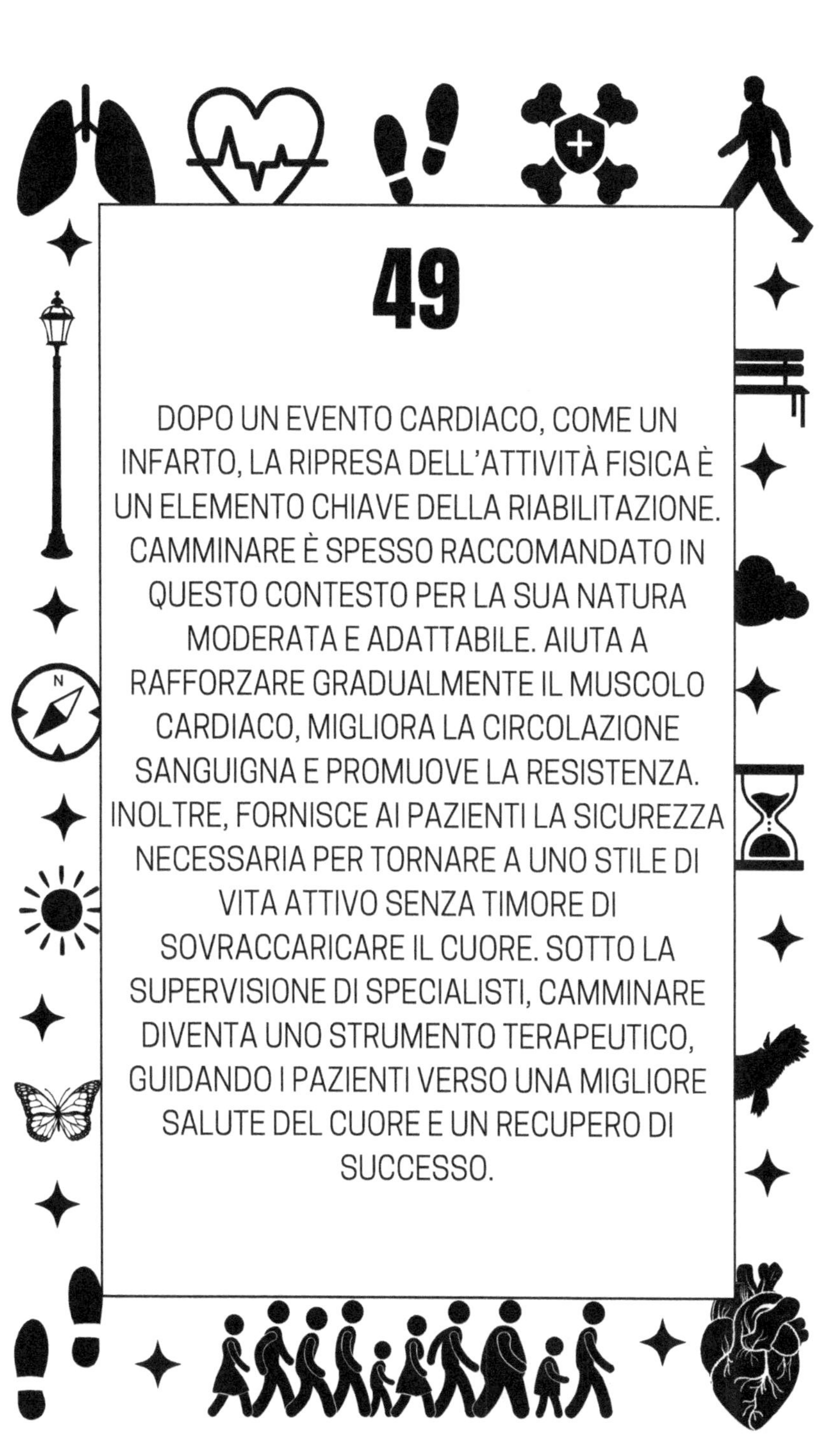

49

DOPO UN EVENTO CARDIACO, COME UN INFARTO, LA RIPRESA DELL'ATTIVITÀ FISICA È UN ELEMENTO CHIAVE DELLA RIABILITAZIONE. CAMMINARE È SPESSO RACCOMANDATO IN QUESTO CONTESTO PER LA SUA NATURA MODERATA E ADATTABILE. AIUTA A RAFFORZARE GRADUALMENTE IL MUSCOLO CARDIACO, MIGLIORA LA CIRCOLAZIONE SANGUIGNA E PROMUOVE LA RESISTENZA. INOLTRE, FORNISCE AI PAZIENTI LA SICUREZZA NECESSARIA PER TORNARE A UNO STILE DI VITA ATTIVO SENZA TIMORE DI SOVRACCARICARE IL CUORE. SOTTO LA SUPERVISIONE DI SPECIALISTI, CAMMINARE DIVENTA UNO STRUMENTO TERAPEUTICO, GUIDANDO I PAZIENTI VERSO UNA MIGLIORE SALUTE DEL CUORE E UN RECUPERO DI SUCCESSO.

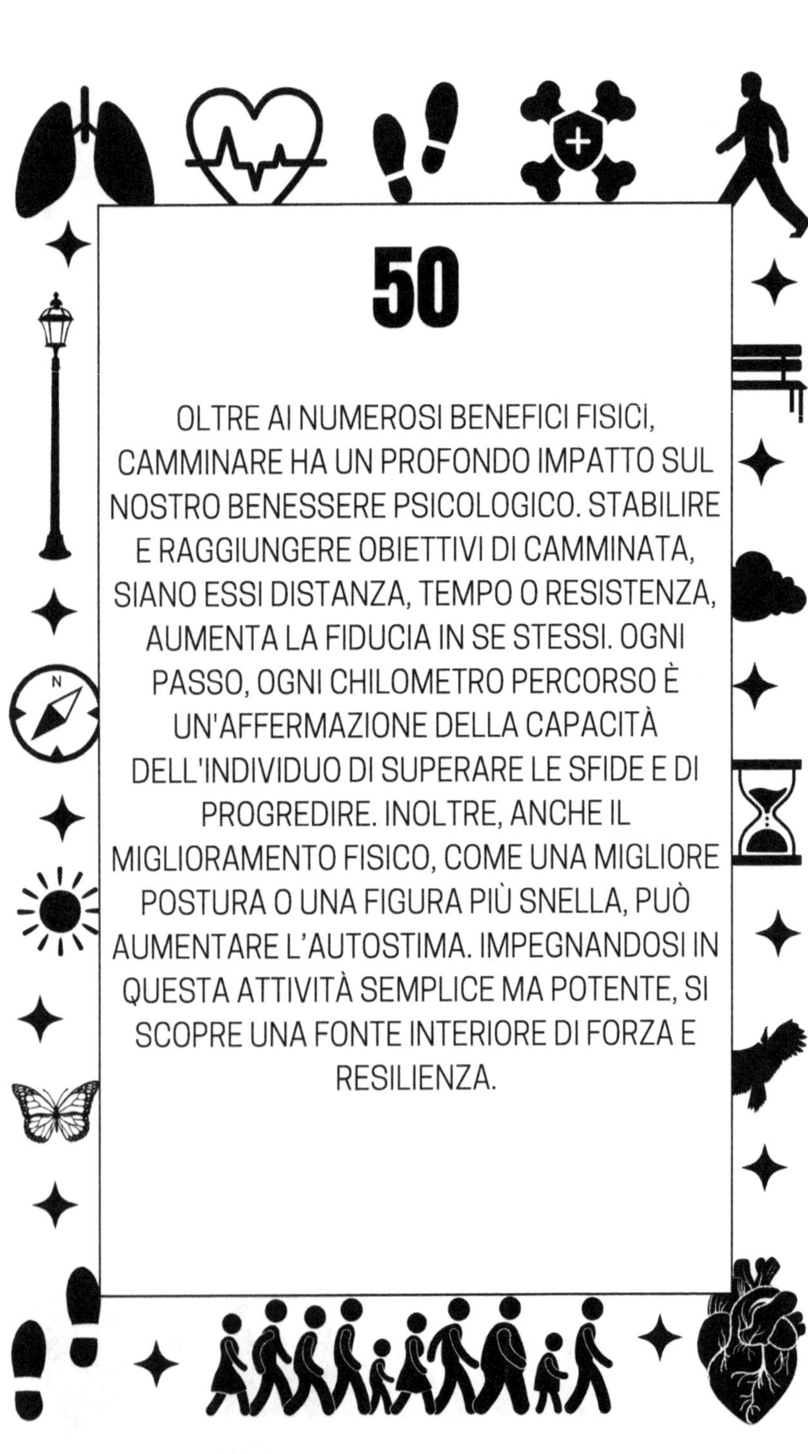

50

OLTRE AI NUMEROSI BENEFICI FISICI, CAMMINARE HA UN PROFONDO IMPATTO SUL NOSTRO BENESSERE PSICOLOGICO. STABILIRE E RAGGIUNGERE OBIETTIVI DI CAMMINATA, SIANO ESSI DISTANZA, TEMPO O RESISTENZA, AUMENTA LA FIDUCIA IN SE STESSI. OGNI PASSO, OGNI CHILOMETRO PERCORSO È UN'AFFERMAZIONE DELLA CAPACITÀ DELL'INDIVIDUO DI SUPERARE LE SFIDE E DI PROGREDIRE. INOLTRE, ANCHE IL MIGLIORAMENTO FISICO, COME UNA MIGLIORE POSTURA O UNA FIGURA PIÙ SNELLA, PUÒ AUMENTARE L'AUTOSTIMA. IMPEGNANDOSI IN QUESTA ATTIVITÀ SEMPLICE MA POTENTE, SI SCOPRE UNA FONTE INTERIORE DI FORZA E RESILIENZA.

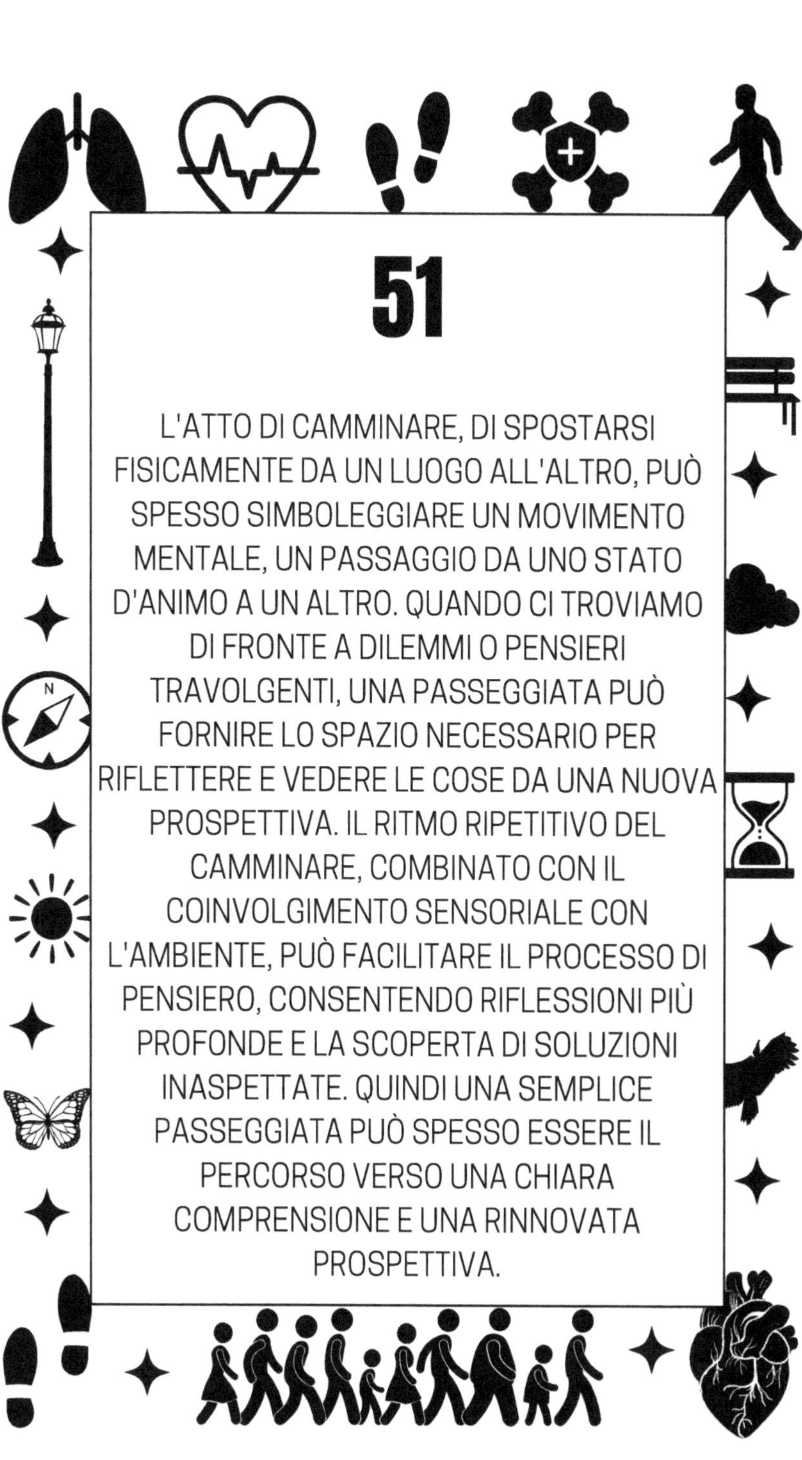

51

L'ATTO DI CAMMINARE, DI SPOSTARSI FISICAMENTE DA UN LUOGO ALL'ALTRO, PUÒ SPESSO SIMBOLEGGIARE UN MOVIMENTO MENTALE, UN PASSAGGIO DA UNO STATO D'ANIMO A UN ALTRO. QUANDO CI TROVIAMO DI FRONTE A DILEMMI O PENSIERI TRAVOLGENTI, UNA PASSEGGIATA PUÒ FORNIRE LO SPAZIO NECESSARIO PER RIFLETTERE E VEDERE LE COSE DA UNA NUOVA PROSPETTIVA. IL RITMO RIPETITIVO DEL CAMMINARE, COMBINATO CON IL COINVOLGIMENTO SENSORIALE CON L'AMBIENTE, PUÒ FACILITARE IL PROCESSO DI PENSIERO, CONSENTENDO RIFLESSIONI PIÙ PROFONDE E LA SCOPERTA DI SOLUZIONI INASPETTATE. QUINDI UNA SEMPLICE PASSEGGIATA PUÒ SPESSO ESSERE IL PERCORSO VERSO UNA CHIARA COMPRENSIONE E UNA RINNOVATA PROSPETTIVA.

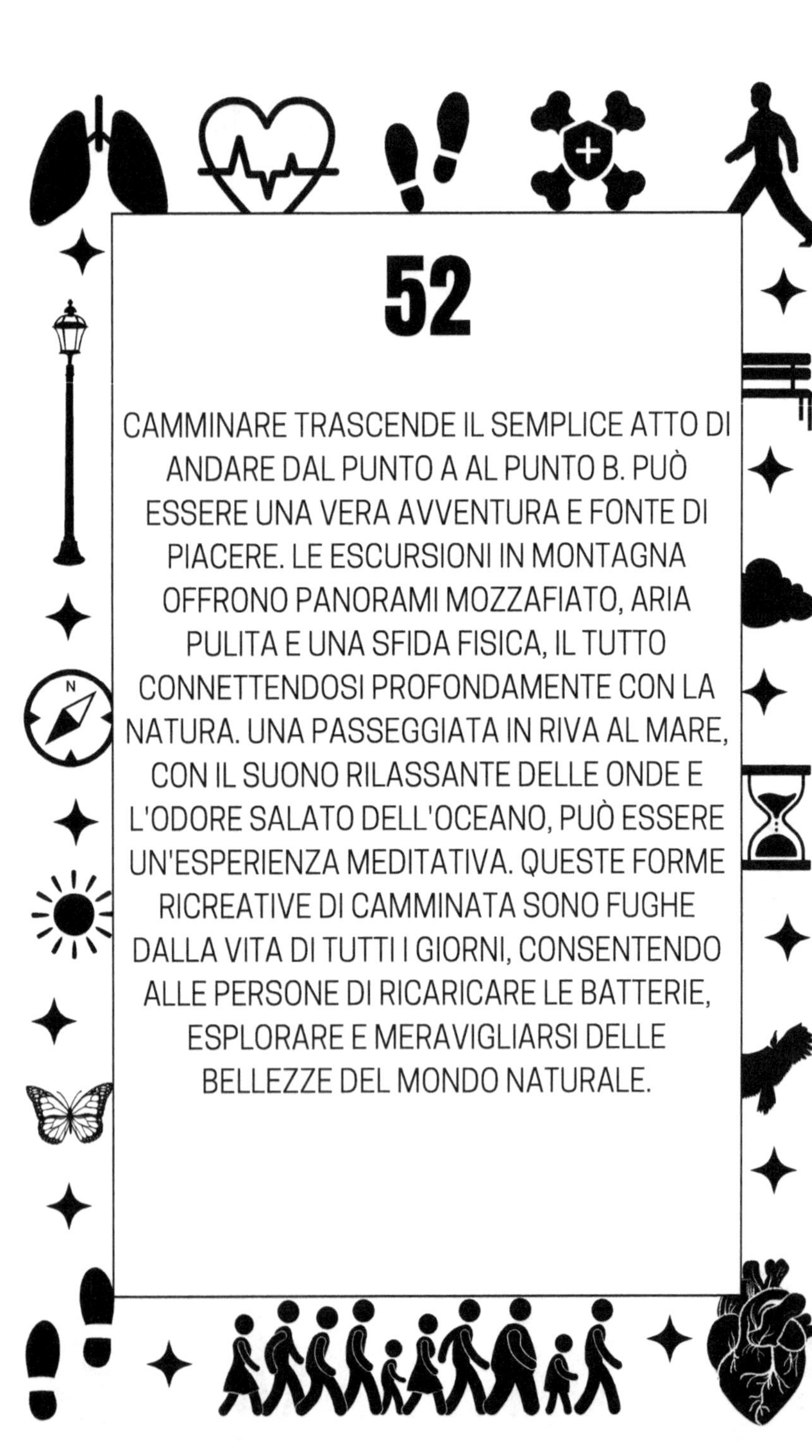

52

CAMMINARE TRASCENDE IL SEMPLICE ATTO DI ANDARE DAL PUNTO A AL PUNTO B. PUÒ ESSERE UNA VERA AVVENTURA E FONTE DI PIACERE. LE ESCURSIONI IN MONTAGNA OFFRONO PANORAMI MOZZAFIATO, ARIA PULITA E UNA SFIDA FISICA, IL TUTTO CONNETTENDOSI PROFONDAMENTE CON LA NATURA. UNA PASSEGGIATA IN RIVA AL MARE, CON IL SUONO RILASSANTE DELLE ONDE E L'ODORE SALATO DELL'OCEANO, PUÒ ESSERE UN'ESPERIENZA MEDITATIVA. QUESTE FORME RICREATIVE DI CAMMINATA SONO FUGHE DALLA VITA DI TUTTI I GIORNI, CONSENTENDO ALLE PERSONE DI RICARICARE LE BATTERIE, ESPLORARE E MERAVIGLIARSI DELLE BELLEZZE DEL MONDO NATURALE.

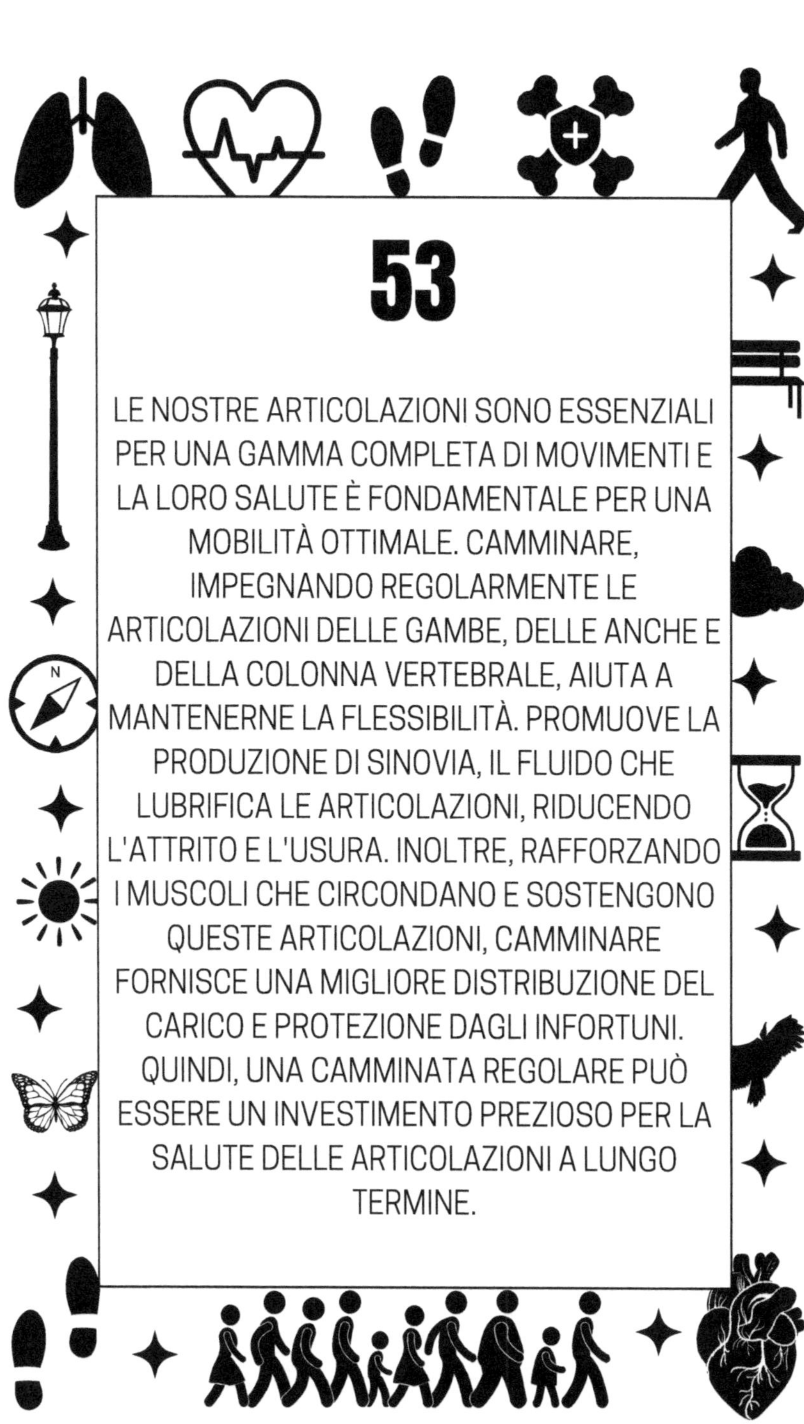

53

LE NOSTRE ARTICOLAZIONI SONO ESSENZIALI PER UNA GAMMA COMPLETA DI MOVIMENTI E LA LORO SALUTE È FONDAMENTALE PER UNA MOBILITÀ OTTIMALE. CAMMINARE, IMPEGNANDO REGOLARMENTE LE ARTICOLAZIONI DELLE GAMBE, DELLE ANCHE E DELLA COLONNA VERTEBRALE, AIUTA A MANTENERNE LA FLESSIBILITÀ. PROMUOVE LA PRODUZIONE DI SINOVIA, IL FLUIDO CHE LUBRIFICA LE ARTICOLAZIONI, RIDUCENDO L'ATTRITO E L'USURA. INOLTRE, RAFFORZANDO I MUSCOLI CHE CIRCONDANO E SOSTENGONO QUESTE ARTICOLAZIONI, CAMMINARE FORNISCE UNA MIGLIORE DISTRIBUZIONE DEL CARICO E PROTEZIONE DAGLI INFORTUNI. QUINDI, UNA CAMMINATA REGOLARE PUÒ ESSERE UN INVESTIMENTO PREZIOSO PER LA SALUTE DELLE ARTICOLAZIONI A LUNGO TERMINE.

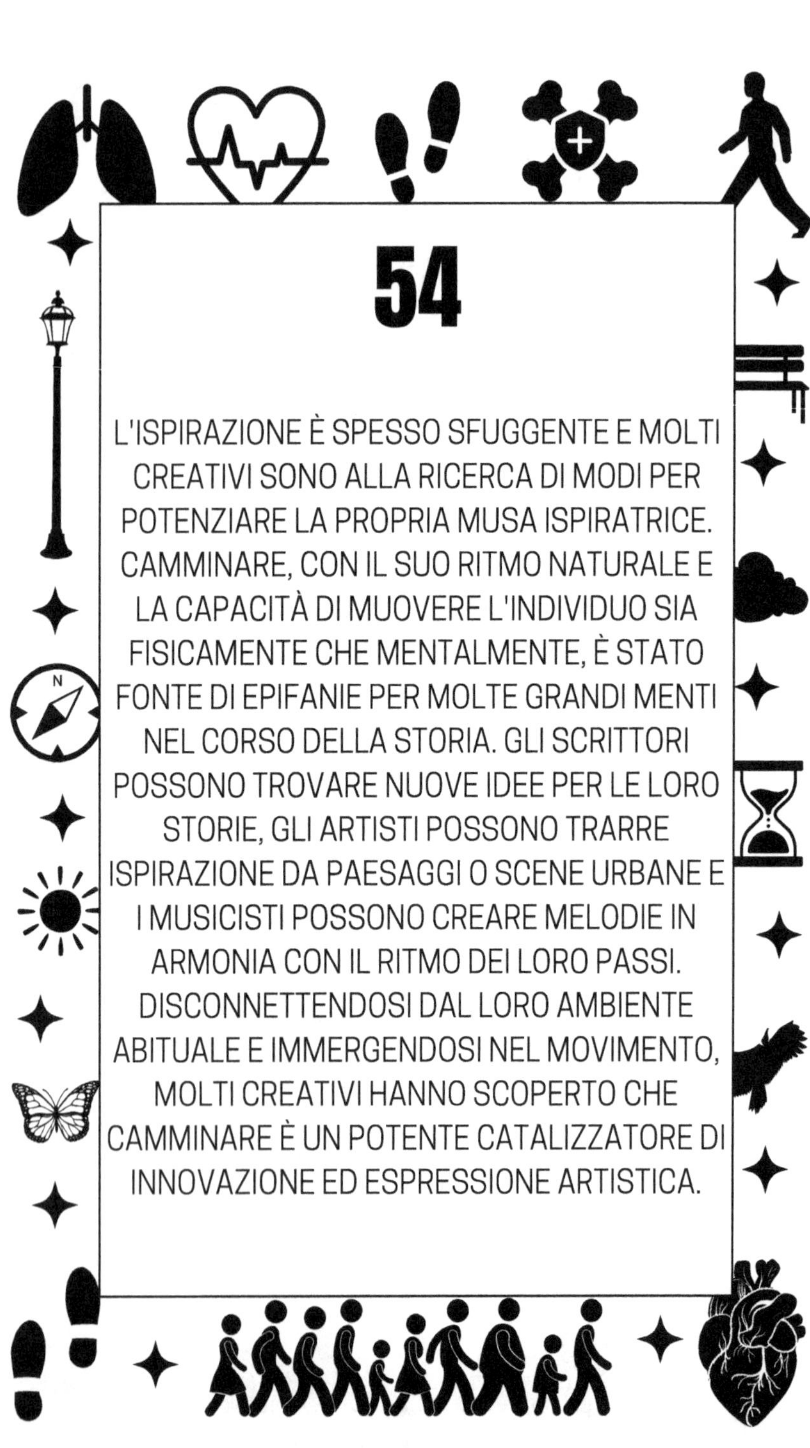

54

L'ISPIRAZIONE È SPESSO SFUGGENTE E MOLTI CREATIVI SONO ALLA RICERCA DI MODI PER POTENZIARE LA PROPRIA MUSA ISPIRATRICE. CAMMINARE, CON IL SUO RITMO NATURALE E LA CAPACITÀ DI MUOVERE L'INDIVIDUO SIA FISICAMENTE CHE MENTALMENTE, È STATO FONTE DI EPIFANIE PER MOLTE GRANDI MENTI NEL CORSO DELLA STORIA. GLI SCRITTORI POSSONO TROVARE NUOVE IDEE PER LE LORO STORIE, GLI ARTISTI POSSONO TRARRE ISPIRAZIONE DA PAESAGGI O SCENE URBANE E I MUSICISTI POSSONO CREARE MELODIE IN ARMONIA CON IL RITMO DEI LORO PASSI. DISCONNETTENDOSI DAL LORO AMBIENTE ABITUALE E IMMERGENDOSI NEL MOVIMENTO, MOLTI CREATIVI HANNO SCOPERTO CHE CAMMINARE È UN POTENTE CATALIZZATORE DI INNOVAZIONE ED ESPRESSIONE ARTISTICA.

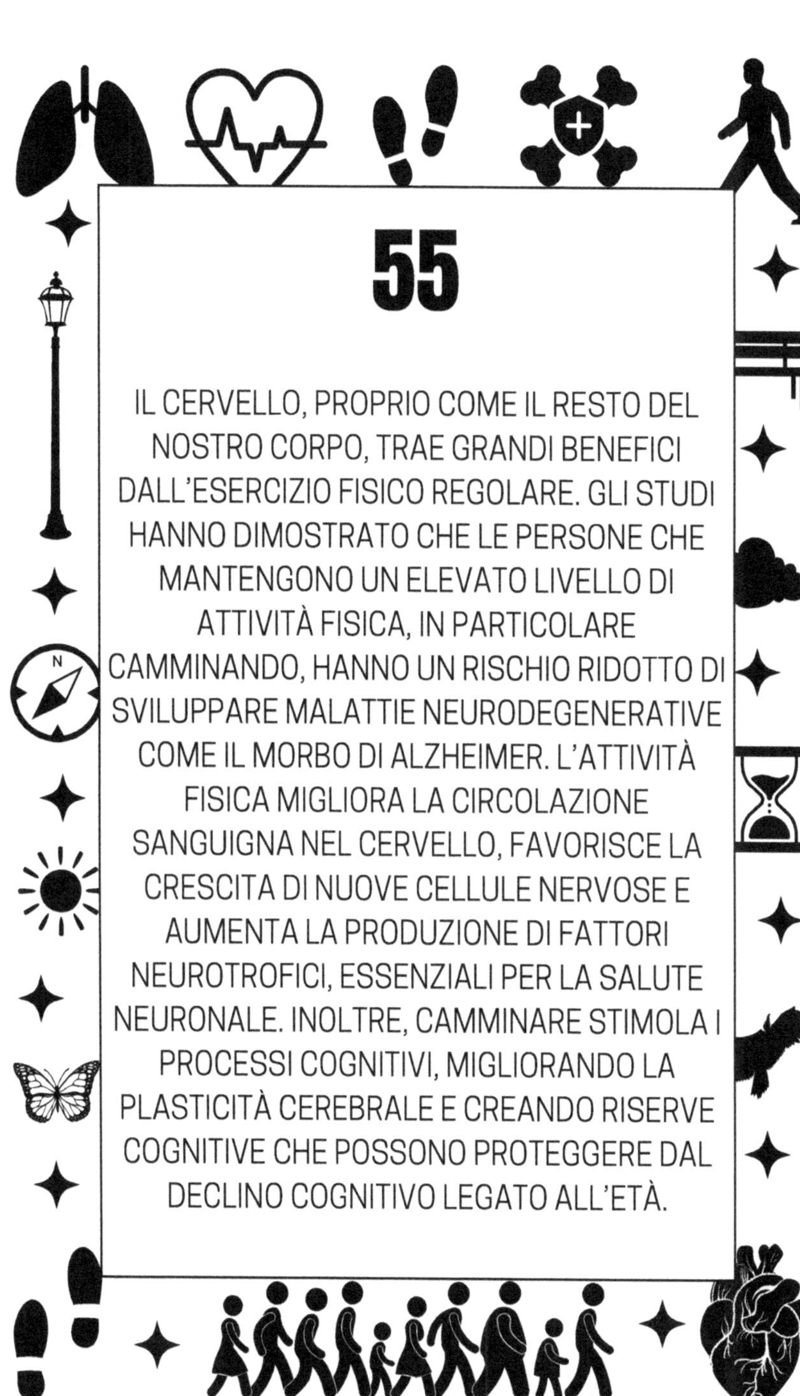

55

IL CERVELLO, PROPRIO COME IL RESTO DEL NOSTRO CORPO, TRAE GRANDI BENEFICI DALL'ESERCIZIO FISICO REGOLARE. GLI STUDI HANNO DIMOSTRATO CHE LE PERSONE CHE MANTENGONO UN ELEVATO LIVELLO DI ATTIVITÀ FISICA, IN PARTICOLARE CAMMINANDO, HANNO UN RISCHIO RIDOTTO DI SVILUPPARE MALATTIE NEURODEGENERATIVE COME IL MORBO DI ALZHEIMER. L'ATTIVITÀ FISICA MIGLIORA LA CIRCOLAZIONE SANGUIGNA NEL CERVELLO, FAVORISCE LA CRESCITA DI NUOVE CELLULE NERVOSE E AUMENTA LA PRODUZIONE DI FATTORI NEUROTROFICI, ESSENZIALI PER LA SALUTE NEURONALE. INOLTRE, CAMMINARE STIMOLA I PROCESSI COGNITIVI, MIGLIORANDO LA PLASTICITÀ CEREBRALE E CREANDO RISERVE COGNITIVE CHE POSSONO PROTEGGERE DAL DECLINO COGNITIVO LEGATO ALL'ETÀ.

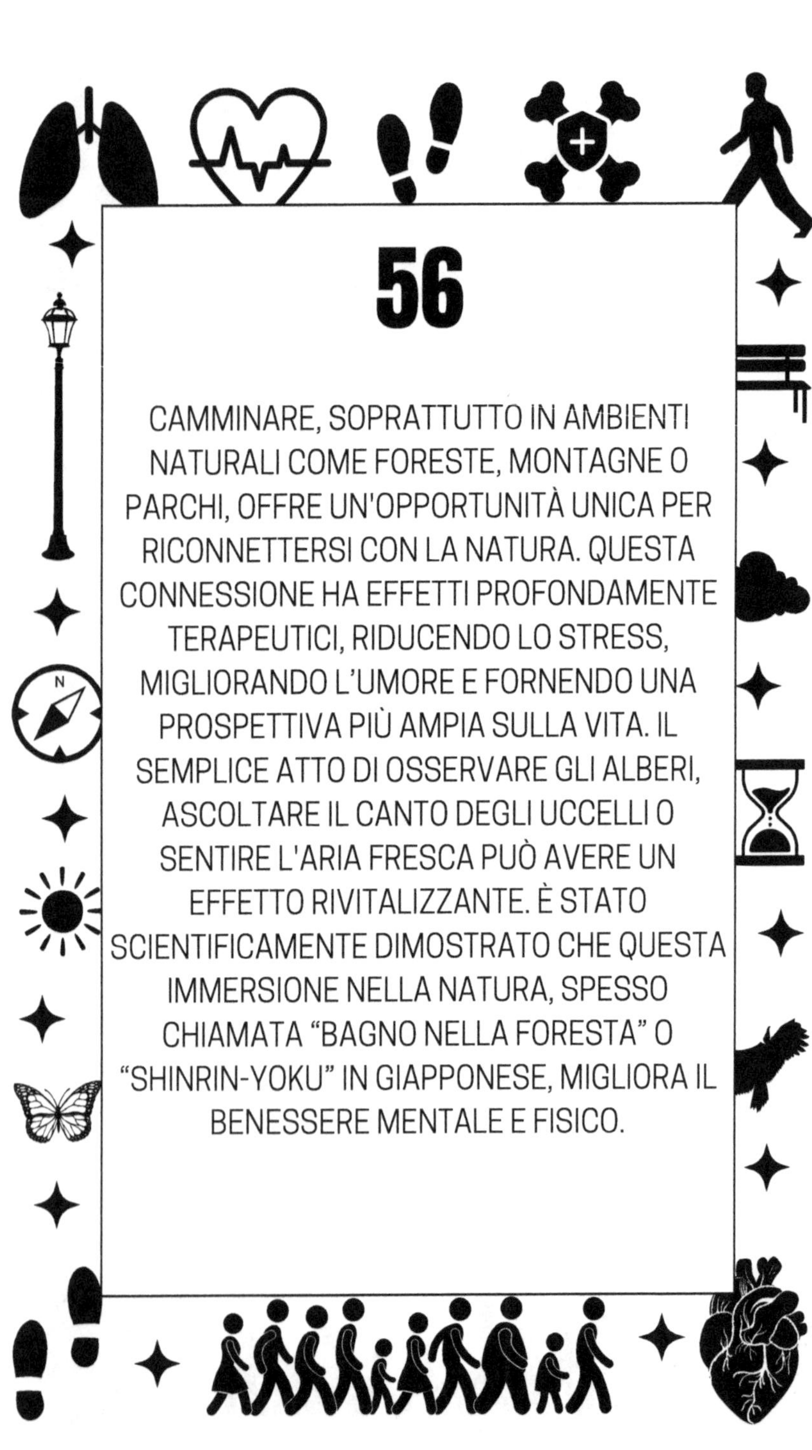

56

CAMMINARE, SOPRATTUTTO IN AMBIENTI NATURALI COME FORESTE, MONTAGNE O PARCHI, OFFRE UN'OPPORTUNITÀ UNICA PER RICONNETTERSI CON LA NATURA. QUESTA CONNESSIONE HA EFFETTI PROFONDAMENTE TERAPEUTICI, RIDUCENDO LO STRESS, MIGLIORANDO L'UMORE E FORNENDO UNA PROSPETTIVA PIÙ AMPIA SULLA VITA. IL SEMPLICE ATTO DI OSSERVARE GLI ALBERI, ASCOLTARE IL CANTO DEGLI UCCELLI O SENTIRE L'ARIA FRESCA PUÒ AVERE UN EFFETTO RIVITALIZZANTE. È STATO SCIENTIFICAMENTE DIMOSTRATO CHE QUESTA IMMERSIONE NELLA NATURA, SPESSO CHIAMATA "BAGNO NELLA FORESTA" O "SHINRIN-YOKU" IN GIAPPONESE, MIGLIORA IL BENESSERE MENTALE E FISICO.

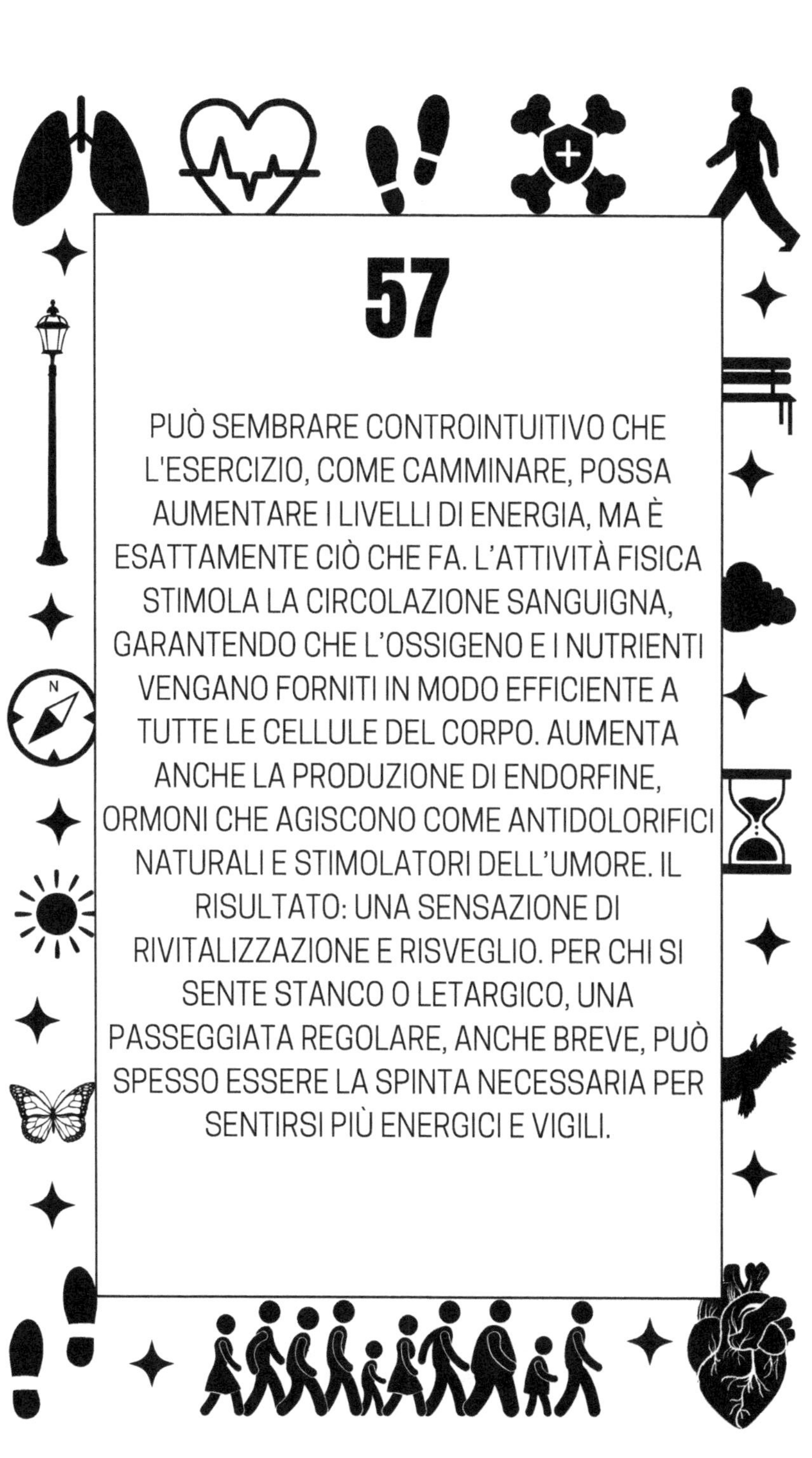

57

PUÒ SEMBRARE CONTROINTUITIVO CHE L'ESERCIZIO, COME CAMMINARE, POSSA AUMENTARE I LIVELLI DI ENERGIA, MA È ESATTAMENTE CIÒ CHE FA. L'ATTIVITÀ FISICA STIMOLA LA CIRCOLAZIONE SANGUIGNA, GARANTENDO CHE L'OSSIGENO E I NUTRIENTI VENGANO FORNITI IN MODO EFFICIENTE A TUTTE LE CELLULE DEL CORPO. AUMENTA ANCHE LA PRODUZIONE DI ENDORFINE, ORMONI CHE AGISCONO COME ANTIDOLORIFICI NATURALI E STIMOLATORI DELL'UMORE. IL RISULTATO: UNA SENSAZIONE DI RIVITALIZZAZIONE E RISVEGLIO. PER CHI SI SENTE STANCO O LETARGICO, UNA PASSEGGIATA REGOLARE, ANCHE BREVE, PUÒ SPESSO ESSERE LA SPINTA NECESSARIA PER SENTIRSI PIÙ ENERGICI E VIGILI.

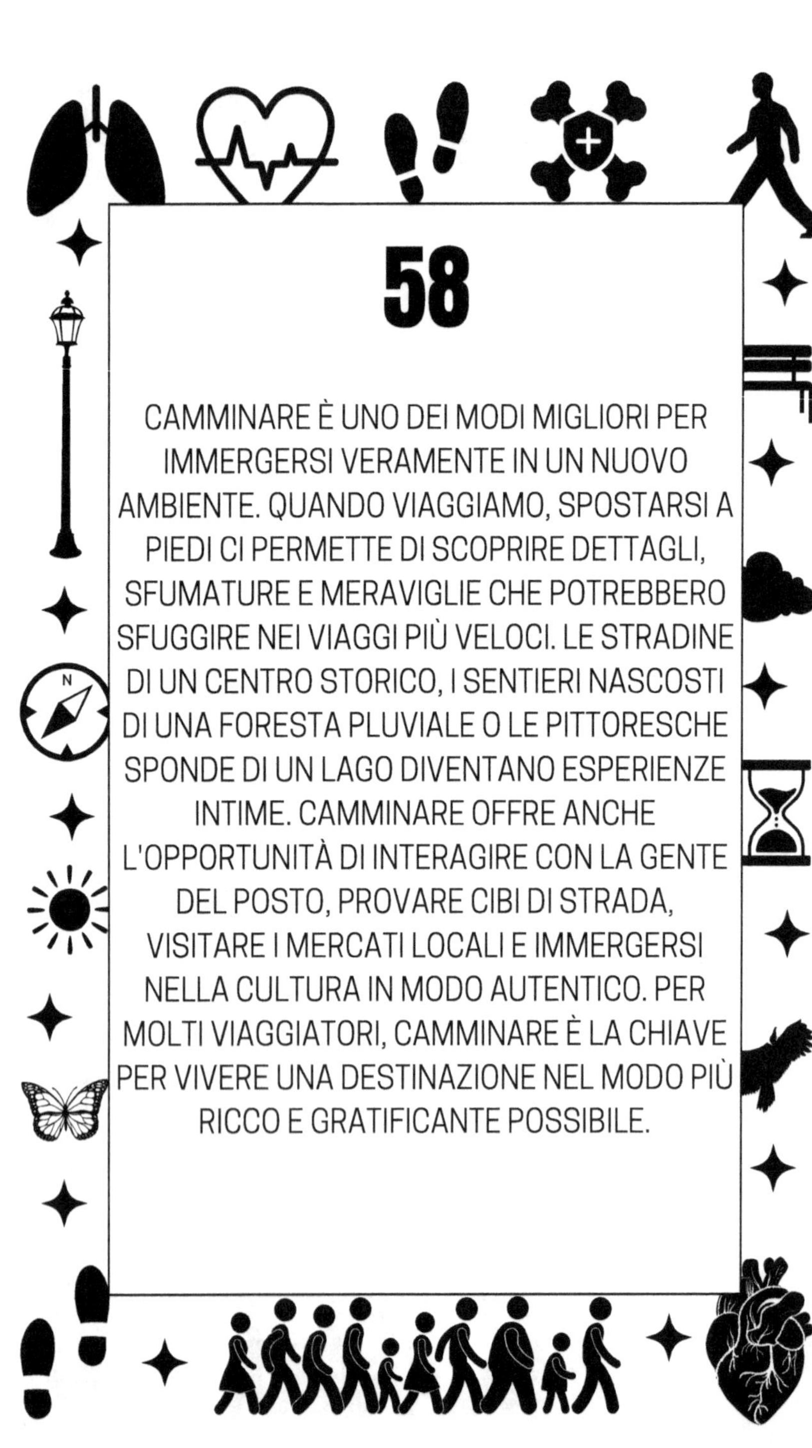

58

CAMMINARE È UNO DEI MODI MIGLIORI PER IMMERGERSI VERAMENTE IN UN NUOVO AMBIENTE. QUANDO VIAGGIAMO, SPOSTARSI A PIEDI CI PERMETTE DI SCOPRIRE DETTAGLI, SFUMATURE E MERAVIGLIE CHE POTREBBERO SFUGGIRE NEI VIAGGI PIÙ VELOCI. LE STRADINE DI UN CENTRO STORICO, I SENTIERI NASCOSTI DI UNA FORESTA PLUVIALE O LE PITTORESCHE SPONDE DI UN LAGO DIVENTANO ESPERIENZE INTIME. CAMMINARE OFFRE ANCHE L'OPPORTUNITÀ DI INTERAGIRE CON LA GENTE DEL POSTO, PROVARE CIBI DI STRADA, VISITARE I MERCATI LOCALI E IMMERGERSI NELLA CULTURA IN MODO AUTENTICO. PER MOLTI VIAGGIATORI, CAMMINARE È LA CHIAVE PER VIVERE UNA DESTINAZIONE NEL MODO PIÙ RICCO E GRATIFICANTE POSSIBILE.

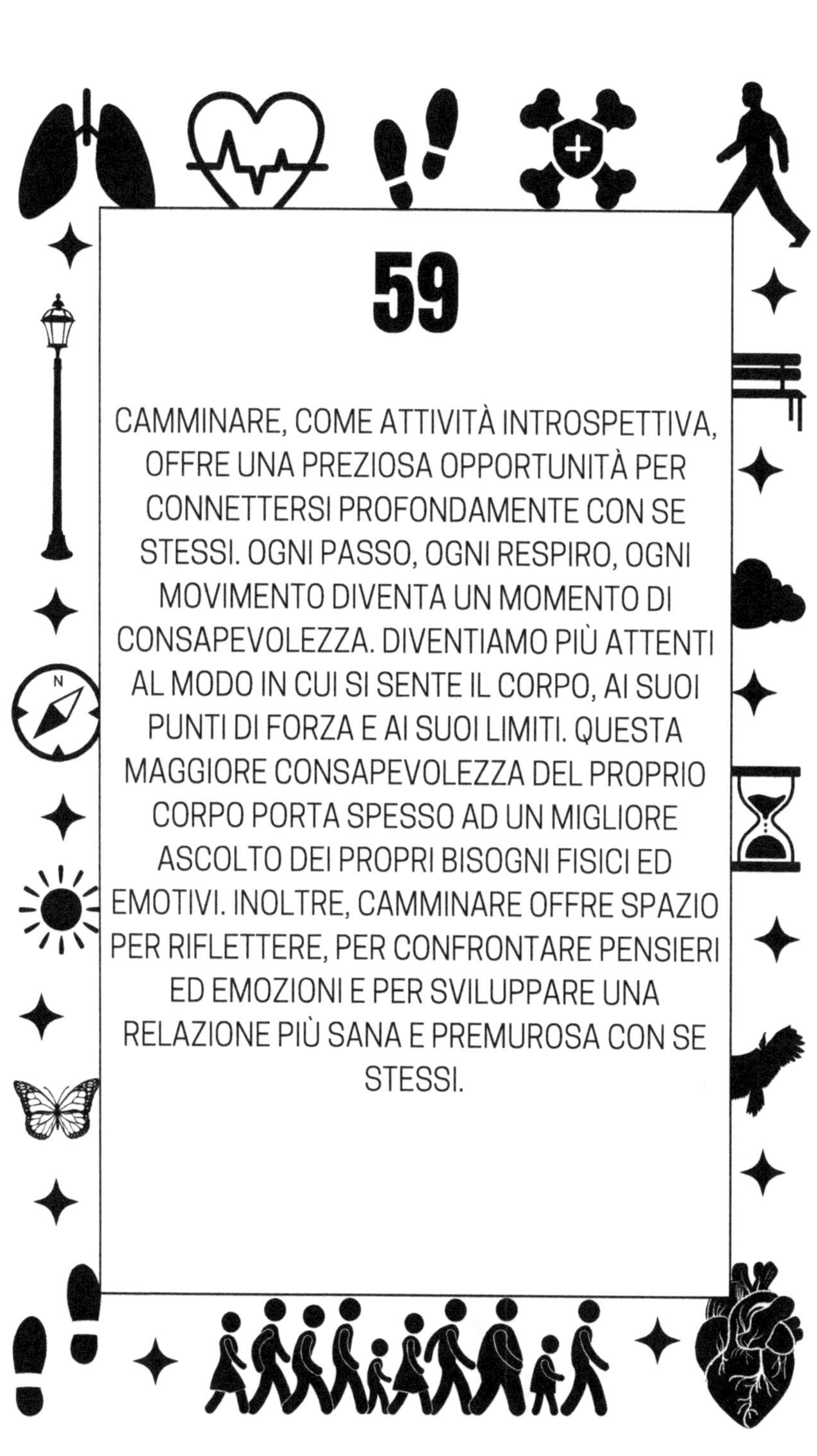

59

CAMMINARE, COME ATTIVITÀ INTROSPETTIVA, OFFRE UNA PREZIOSA OPPORTUNITÀ PER CONNETTERSI PROFONDAMENTE CON SE STESSI. OGNI PASSO, OGNI RESPIRO, OGNI MOVIMENTO DIVENTA UN MOMENTO DI CONSAPEVOLEZZA. DIVENTIAMO PIÙ ATTENTI AL MODO IN CUI SI SENTE IL CORPO, AI SUOI PUNTI DI FORZA E AI SUOI LIMITI. QUESTA MAGGIORE CONSAPEVOLEZZA DEL PROPRIO CORPO PORTA SPESSO AD UN MIGLIORE ASCOLTO DEI PROPRI BISOGNI FISICI ED EMOTIVI. INOLTRE, CAMMINARE OFFRE SPAZIO PER RIFLETTERE, PER CONFRONTARE PENSIERI ED EMOZIONI E PER SVILUPPARE UNA RELAZIONE PIÙ SANA E PREMUROSA CON SE STESSI.

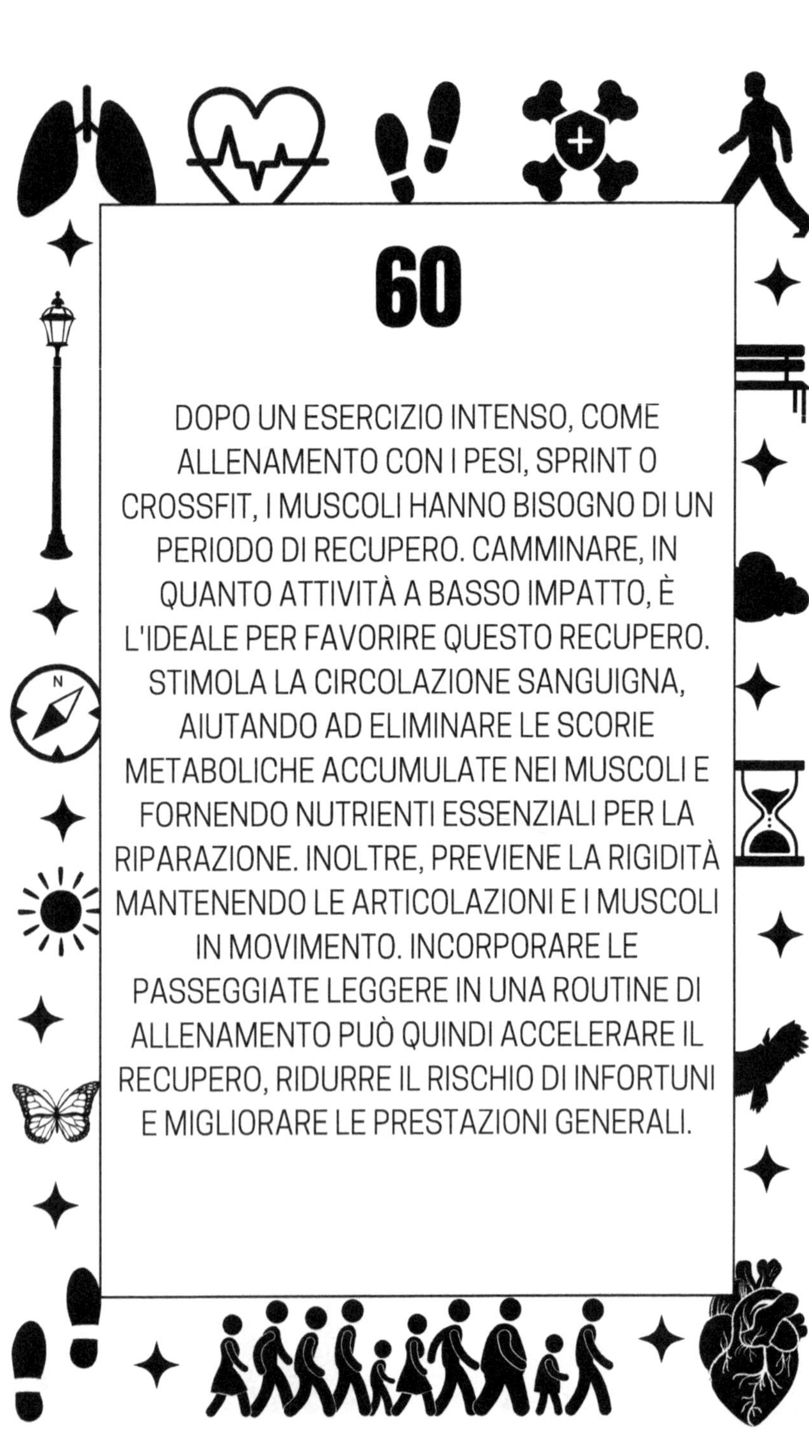

60

DOPO UN ESERCIZIO INTENSO, COME ALLENAMENTO CON I PESI, SPRINT O CROSSFIT, I MUSCOLI HANNO BISOGNO DI UN PERIODO DI RECUPERO. CAMMINARE, IN QUANTO ATTIVITÀ A BASSO IMPATTO, È L'IDEALE PER FAVORIRE QUESTO RECUPERO. STIMOLA LA CIRCOLAZIONE SANGUIGNA, AIUTANDO AD ELIMINARE LE SCORIE METABOLICHE ACCUMULATE NEI MUSCOLI E FORNENDO NUTRIENTI ESSENZIALI PER LA RIPARAZIONE. INOLTRE, PREVIENE LA RIGIDITÀ MANTENENDO LE ARTICOLAZIONI E I MUSCOLI IN MOVIMENTO. INCORPORARE LE PASSEGGIATE LEGGERE IN UNA ROUTINE DI ALLENAMENTO PUÒ QUINDI ACCELERARE IL RECUPERO, RIDURRE IL RISCHIO DI INFORTUNI E MIGLIORARE LE PRESTAZIONI GENERALI.

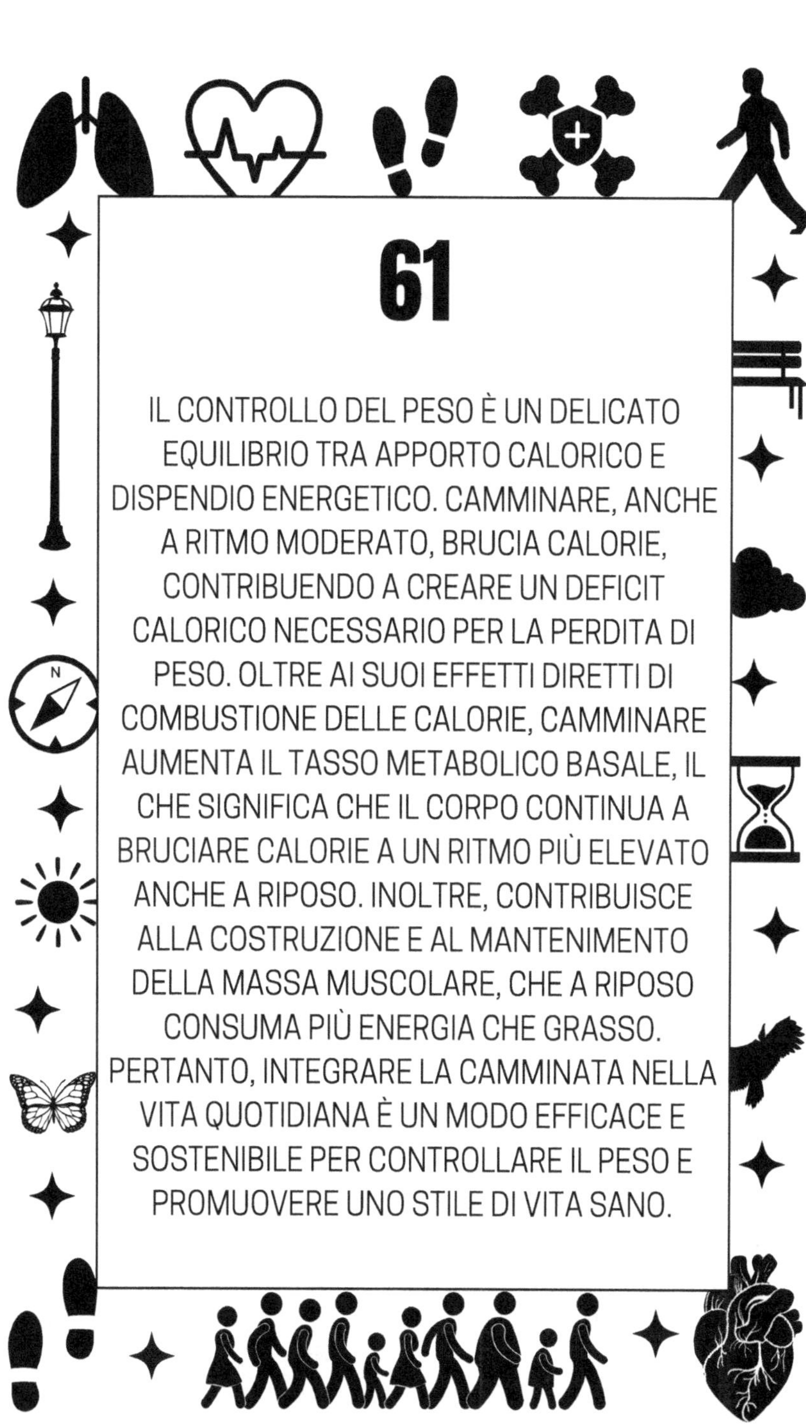

61

IL CONTROLLO DEL PESO È UN DELICATO EQUILIBRIO TRA APPORTO CALORICO E DISPENDIO ENERGETICO. CAMMINARE, ANCHE A RITMO MODERATO, BRUCIA CALORIE, CONTRIBUENDO A CREARE UN DEFICIT CALORICO NECESSARIO PER LA PERDITA DI PESO. OLTRE AI SUOI EFFETTI DIRETTI DI COMBUSTIONE DELLE CALORIE, CAMMINARE AUMENTA IL TASSO METABOLICO BASALE, IL CHE SIGNIFICA CHE IL CORPO CONTINUA A BRUCIARE CALORIE A UN RITMO PIÙ ELEVATO ANCHE A RIPOSO. INOLTRE, CONTRIBUISCE ALLA COSTRUZIONE E AL MANTENIMENTO DELLA MASSA MUSCOLARE, CHE A RIPOSO CONSUMA PIÙ ENERGIA CHE GRASSO. PERTANTO, INTEGRARE LA CAMMINATA NELLA VITA QUOTIDIANA È UN MODO EFFICACE E SOSTENIBILE PER CONTROLLARE IL PESO E PROMUOVERE UNO STILE DI VITA SANO.

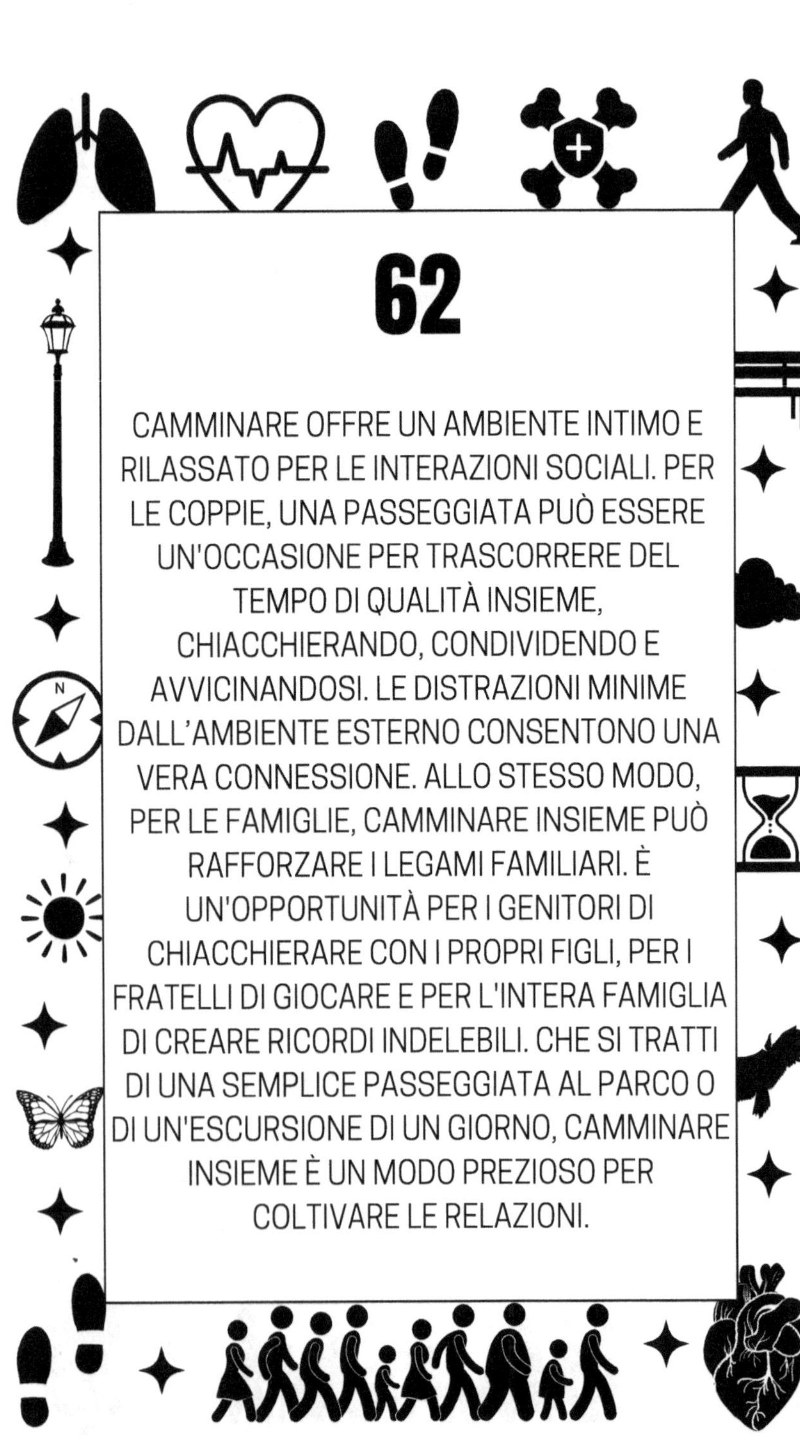62

CAMMINARE OFFRE UN AMBIENTE INTIMO E RILASSATO PER LE INTERAZIONI SOCIALI. PER LE COPPIE, UNA PASSEGGIATA PUÒ ESSERE UN'OCCASIONE PER TRASCORRERE DEL TEMPO DI QUALITÀ INSIEME, CHIACCHIERANDO, CONDIVIDENDO E AVVICINANDOSI. LE DISTRAZIONI MINIME DALL'AMBIENTE ESTERNO CONSENTONO UNA VERA CONNESSIONE. ALLO STESSO MODO, PER LE FAMIGLIE, CAMMINARE INSIEME PUÒ RAFFORZARE I LEGAMI FAMILIARI. È UN'OPPORTUNITÀ PER I GENITORI DI CHIACCHIERARE CON I PROPRI FIGLI, PER I FRATELLI DI GIOCARE E PER L'INTERA FAMIGLIA DI CREARE RICORDI INDELEBILI. CHE SI TRATTI DI UNA SEMPLICE PASSEGGIATA AL PARCO O DI UN'ESCURSIONE DI UN GIORNO, CAMMINARE INSIEME È UN MODO PREZIOSO PER COLTIVARE LE RELAZIONI.

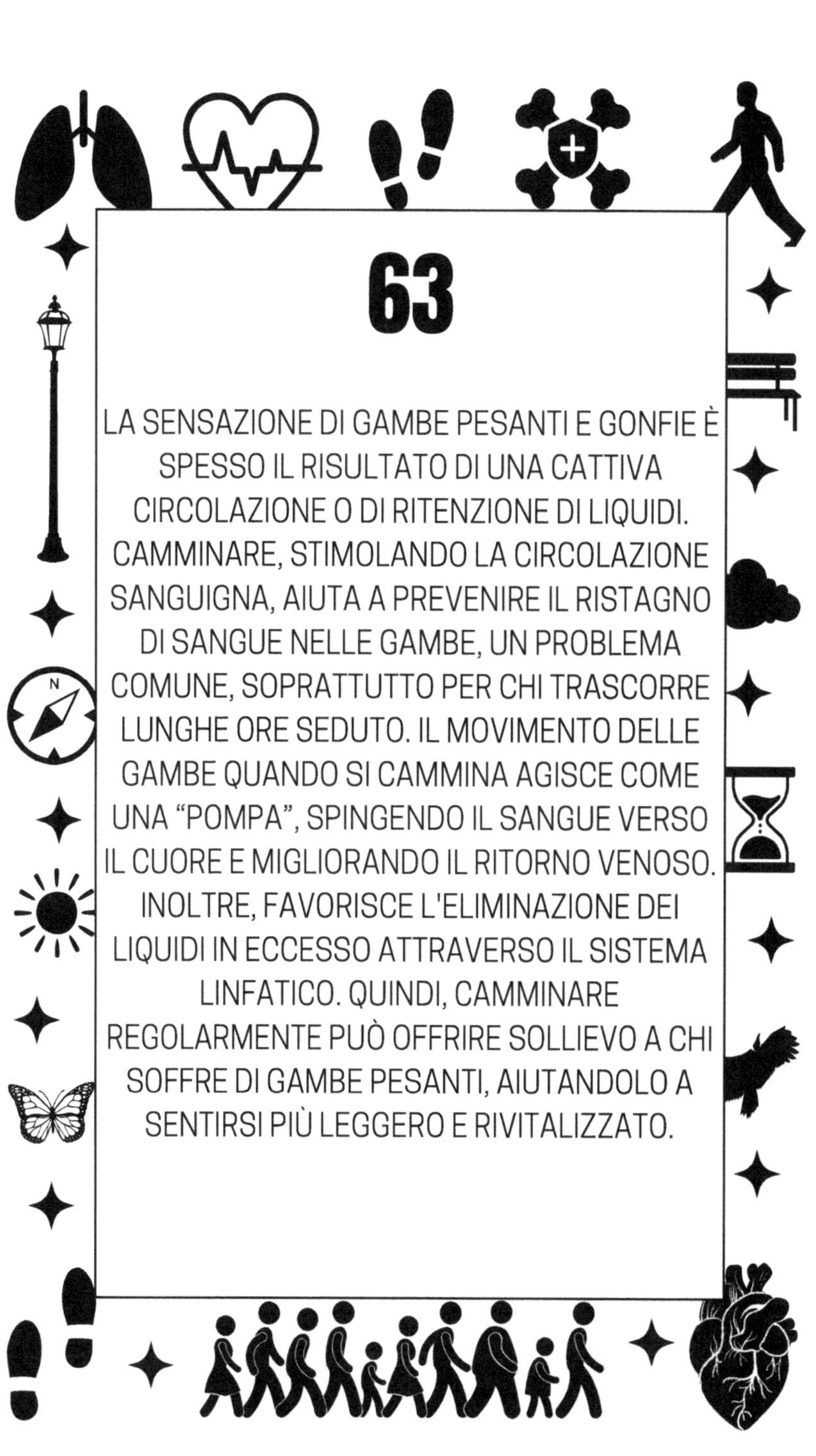

63

LA SENSAZIONE DI GAMBE PESANTI E GONFIE È SPESSO IL RISULTATO DI UNA CATTIVA CIRCOLAZIONE O DI RITENZIONE DI LIQUIDI. CAMMINARE, STIMOLANDO LA CIRCOLAZIONE SANGUIGNA, AIUTA A PREVENIRE IL RISTAGNO DI SANGUE NELLE GAMBE, UN PROBLEMA COMUNE, SOPRATTUTTO PER CHI TRASCORRE LUNGHE ORE SEDUTO. IL MOVIMENTO DELLE GAMBE QUANDO SI CAMMINA AGISCE COME UNA "POMPA", SPINGENDO IL SANGUE VERSO IL CUORE E MIGLIORANDO IL RITORNO VENOSO. INOLTRE, FAVORISCE L'ELIMINAZIONE DEI LIQUIDI IN ECCESSO ATTRAVERSO IL SISTEMA LINFATICO. QUINDI, CAMMINARE REGOLARMENTE PUÒ OFFRIRE SOLLIEVO A CHI SOFFRE DI GAMBE PESANTI, AIUTANDOLO A SENTIRSI PIÙ LEGGERO E RIVITALIZZATO.

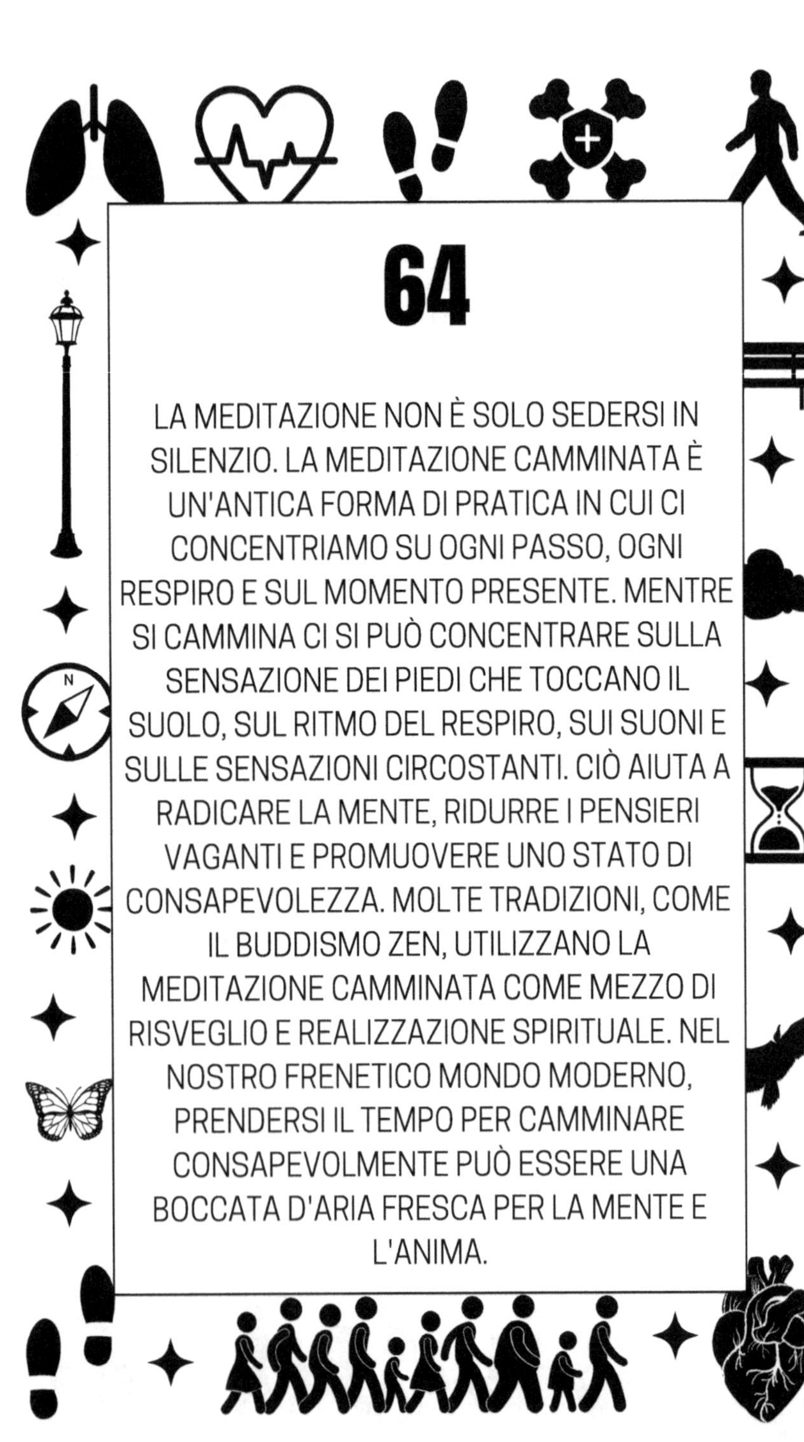

64

LA MEDITAZIONE NON È SOLO SEDERSI IN SILENZIO. LA MEDITAZIONE CAMMINATA È UN'ANTICA FORMA DI PRATICA IN CUI CI CONCENTRIAMO SU OGNI PASSO, OGNI RESPIRO E SUL MOMENTO PRESENTE. MENTRE SI CAMMINA CI SI PUÒ CONCENTRARE SULLA SENSAZIONE DEI PIEDI CHE TOCCANO IL SUOLO, SUL RITMO DEL RESPIRO, SUI SUONI E SULLE SENSAZIONI CIRCOSTANTI. CIÒ AIUTA A RADICARE LA MENTE, RIDURRE I PENSIERI VAGANTI E PROMUOVERE UNO STATO DI CONSAPEVOLEZZA. MOLTE TRADIZIONI, COME IL BUDDISMO ZEN, UTILIZZANO LA MEDITAZIONE CAMMINATA COME MEZZO DI RISVEGLIO E REALIZZAZIONE SPIRITUALE. NEL NOSTRO FRENETICO MONDO MODERNO, PRENDERSI IL TEMPO PER CAMMINARE CONSAPEVOLMENTE PUÒ ESSERE UNA BOCCATA D'ARIA FRESCA PER LA MENTE E L'ANIMA.

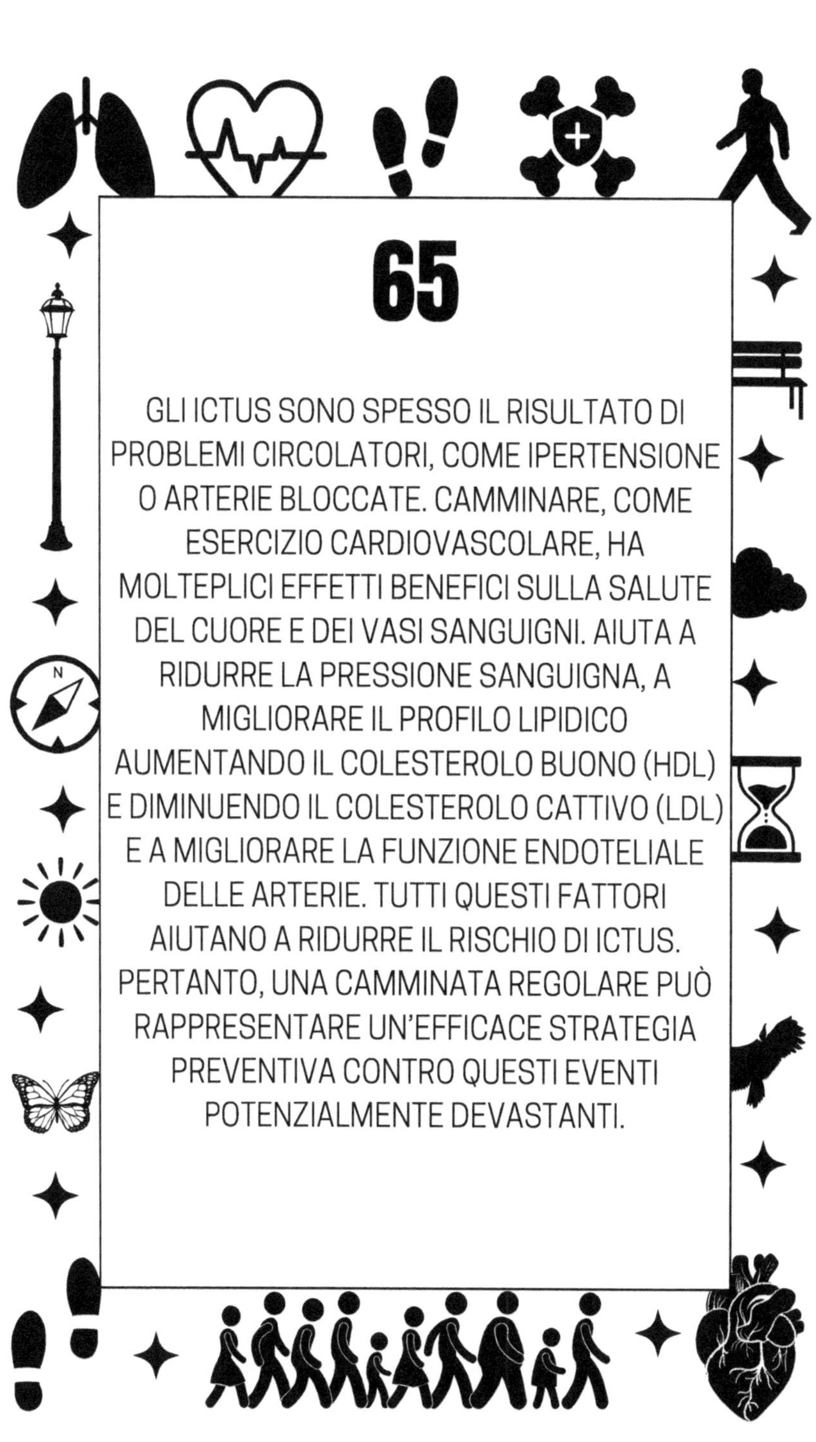

65

GLI ICTUS SONO SPESSO IL RISULTATO DI PROBLEMI CIRCOLATORI, COME IPERTENSIONE O ARTERIE BLOCCATE. CAMMINARE, COME ESERCIZIO CARDIOVASCOLARE, HA MOLTEPLICI EFFETTI BENEFICI SULLA SALUTE DEL CUORE E DEI VASI SANGUIGNI. AIUTA A RIDURRE LA PRESSIONE SANGUIGNA, A MIGLIORARE IL PROFILO LIPIDICO AUMENTANDO IL COLESTEROLO BUONO (HDL) E DIMINUENDO IL COLESTEROLO CATTIVO (LDL) E A MIGLIORARE LA FUNZIONE ENDOTELIALE DELLE ARTERIE. TUTTI QUESTI FATTORI AIUTANO A RIDURRE IL RISCHIO DI ICTUS. PERTANTO, UNA CAMMINATA REGOLARE PUÒ RAPPRESENTARE UN'EFFICACE STRATEGIA PREVENTIVA CONTRO QUESTI EVENTI POTENZIALMENTE DEVASTANTI.

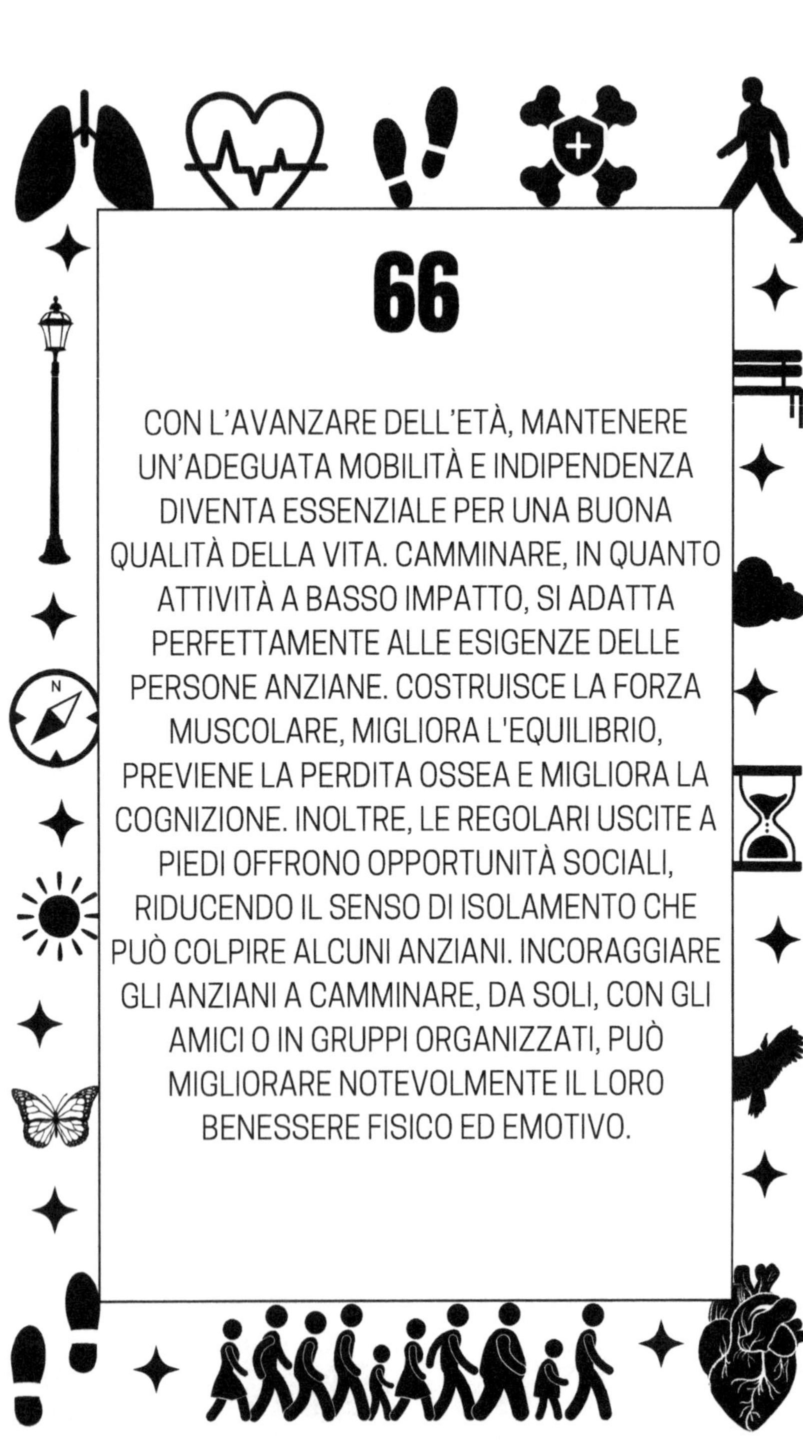

66

CON L'AVANZARE DELL'ETÀ, MANTENERE UN'ADEGUATA MOBILITÀ E INDIPENDENZA DIVENTA ESSENZIALE PER UNA BUONA QUALITÀ DELLA VITA. CAMMINARE, IN QUANTO ATTIVITÀ A BASSO IMPATTO, SI ADATTA PERFETTAMENTE ALLE ESIGENZE DELLE PERSONE ANZIANE. COSTRUISCE LA FORZA MUSCOLARE, MIGLIORA L'EQUILIBRIO, PREVIENE LA PERDITA OSSEA E MIGLIORA LA COGNIZIONE. INOLTRE, LE REGOLARI USCITE A PIEDI OFFRONO OPPORTUNITÀ SOCIALI, RIDUCENDO IL SENSO DI ISOLAMENTO CHE PUÒ COLPIRE ALCUNI ANZIANI. INCORAGGIARE GLI ANZIANI A CAMMINARE, DA SOLI, CON GLI AMICI O IN GRUPPI ORGANIZZATI, PUÒ MIGLIORARE NOTEVOLMENTE IL LORO BENESSERE FISICO ED EMOTIVO.

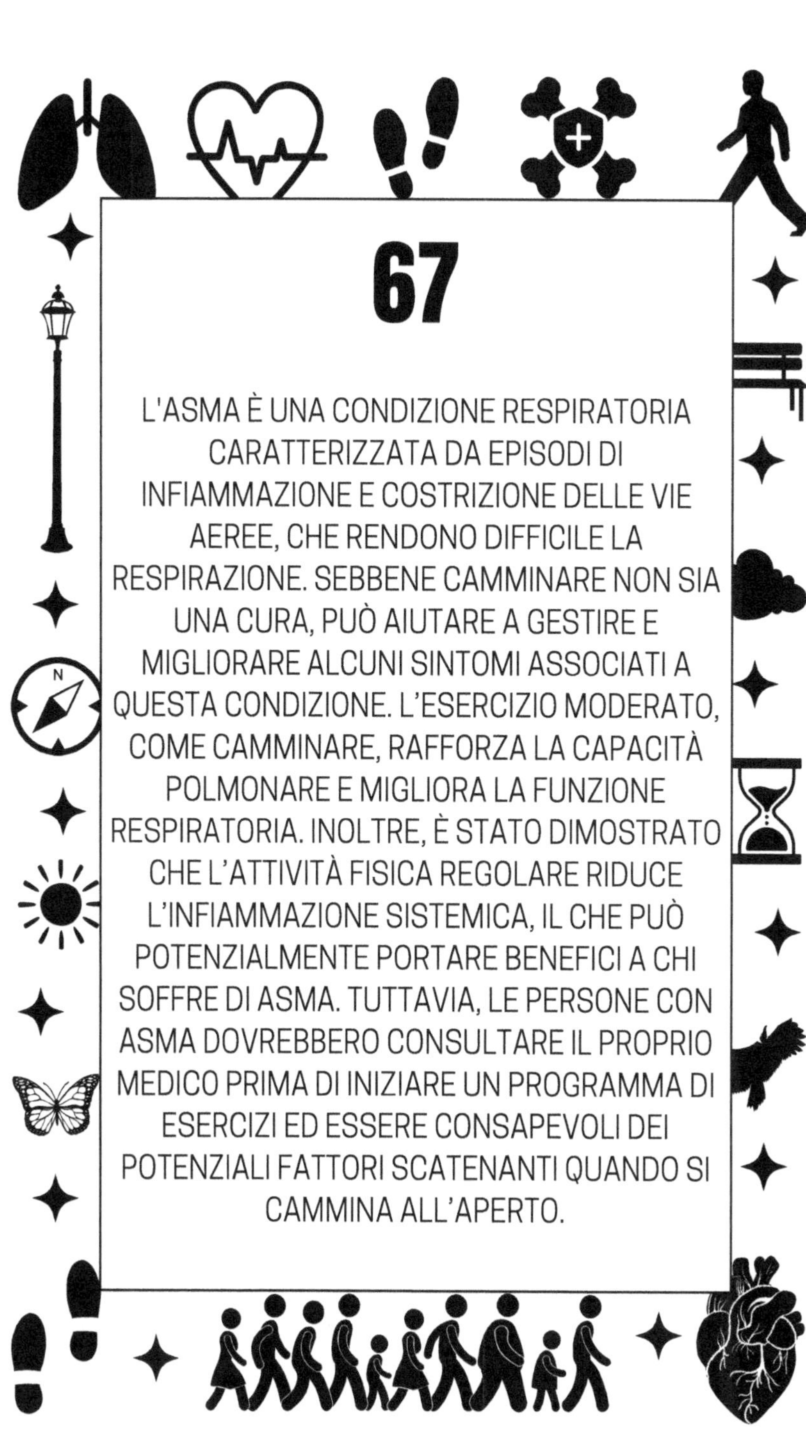

67

L'ASMA È UNA CONDIZIONE RESPIRATORIA CARATTERIZZATA DA EPISODI DI INFIAMMAZIONE E COSTRIZIONE DELLE VIE AEREE, CHE RENDONO DIFFICILE LA RESPIRAZIONE. SEBBENE CAMMINARE NON SIA UNA CURA, PUÒ AIUTARE A GESTIRE E MIGLIORARE ALCUNI SINTOMI ASSOCIATI A QUESTA CONDIZIONE. L'ESERCIZIO MODERATO, COME CAMMINARE, RAFFORZA LA CAPACITÀ POLMONARE E MIGLIORA LA FUNZIONE RESPIRATORIA. INOLTRE, È STATO DIMOSTRATO CHE L'ATTIVITÀ FISICA REGOLARE RIDUCE L'INFIAMMAZIONE SISTEMICA, IL CHE PUÒ POTENZIALMENTE PORTARE BENEFICI A CHI SOFFRE DI ASMA. TUTTAVIA, LE PERSONE CON ASMA DOVREBBERO CONSULTARE IL PROPRIO MEDICO PRIMA DI INIZIARE UN PROGRAMMA DI ESERCIZI ED ESSERE CONSAPEVOLI DEI POTENZIALI FATTORI SCATENANTI QUANDO SI CAMMINA ALL'APERTO.

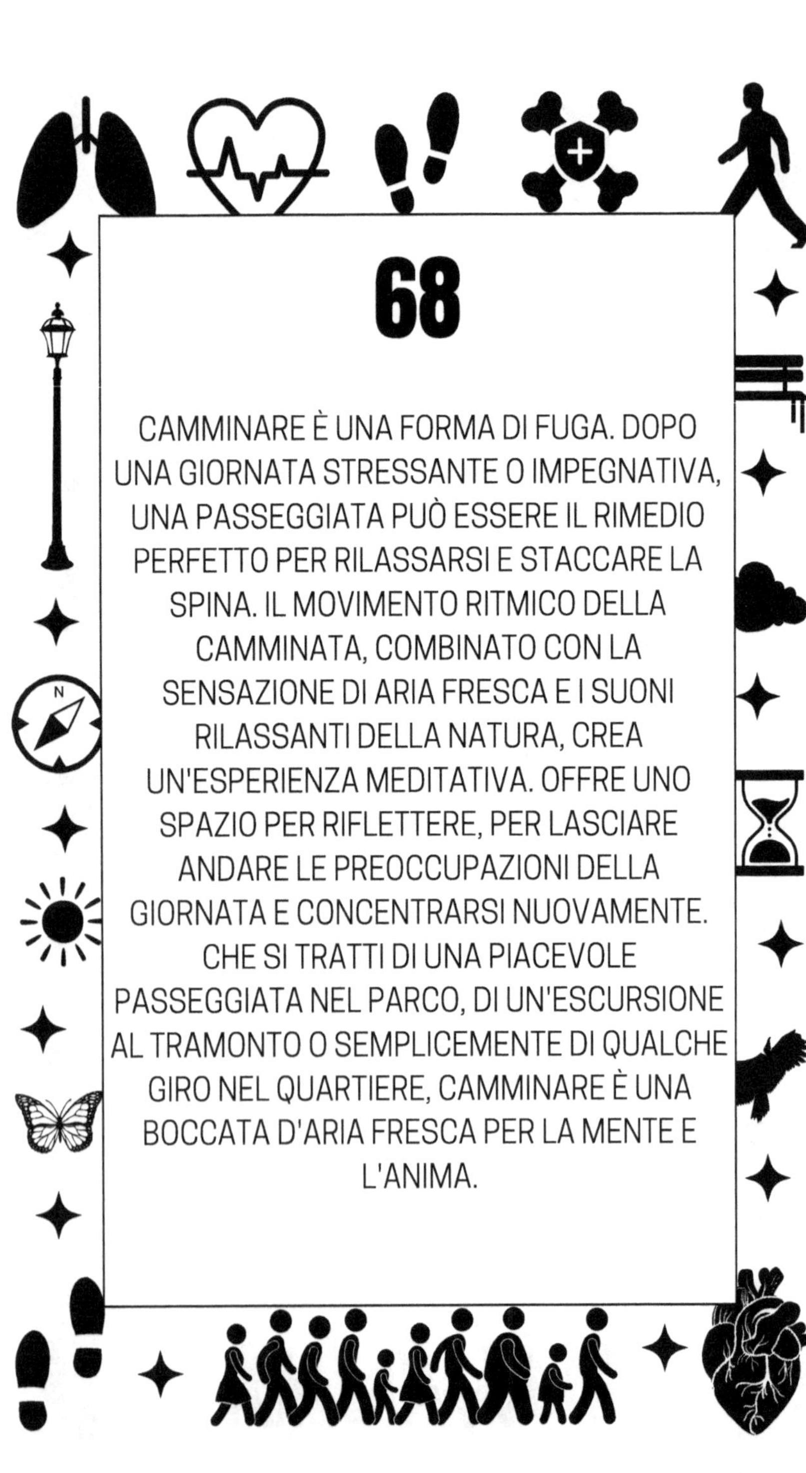

68

CAMMINARE È UNA FORMA DI FUGA. DOPO UNA GIORNATA STRESSANTE O IMPEGNATIVA, UNA PASSEGGIATA PUÒ ESSERE IL RIMEDIO PERFETTO PER RILASSARSI E STACCARE LA SPINA. IL MOVIMENTO RITMICO DELLA CAMMINATA, COMBINATO CON LA SENSAZIONE DI ARIA FRESCA E I SUONI RILASSANTI DELLA NATURA, CREA UN'ESPERIENZA MEDITATIVA. OFFRE UNO SPAZIO PER RIFLETTERE, PER LASCIARE ANDARE LE PREOCCUPAZIONI DELLA GIORNATA E CONCENTRARSI NUOVAMENTE. CHE SI TRATTI DI UNA PIACEVOLE PASSEGGIATA NEL PARCO, DI UN'ESCURSIONE AL TRAMONTO O SEMPLICEMENTE DI QUALCHE GIRO NEL QUARTIERE, CAMMINARE È UNA BOCCATA D'ARIA FRESCA PER LA MENTE E L'ANIMA.

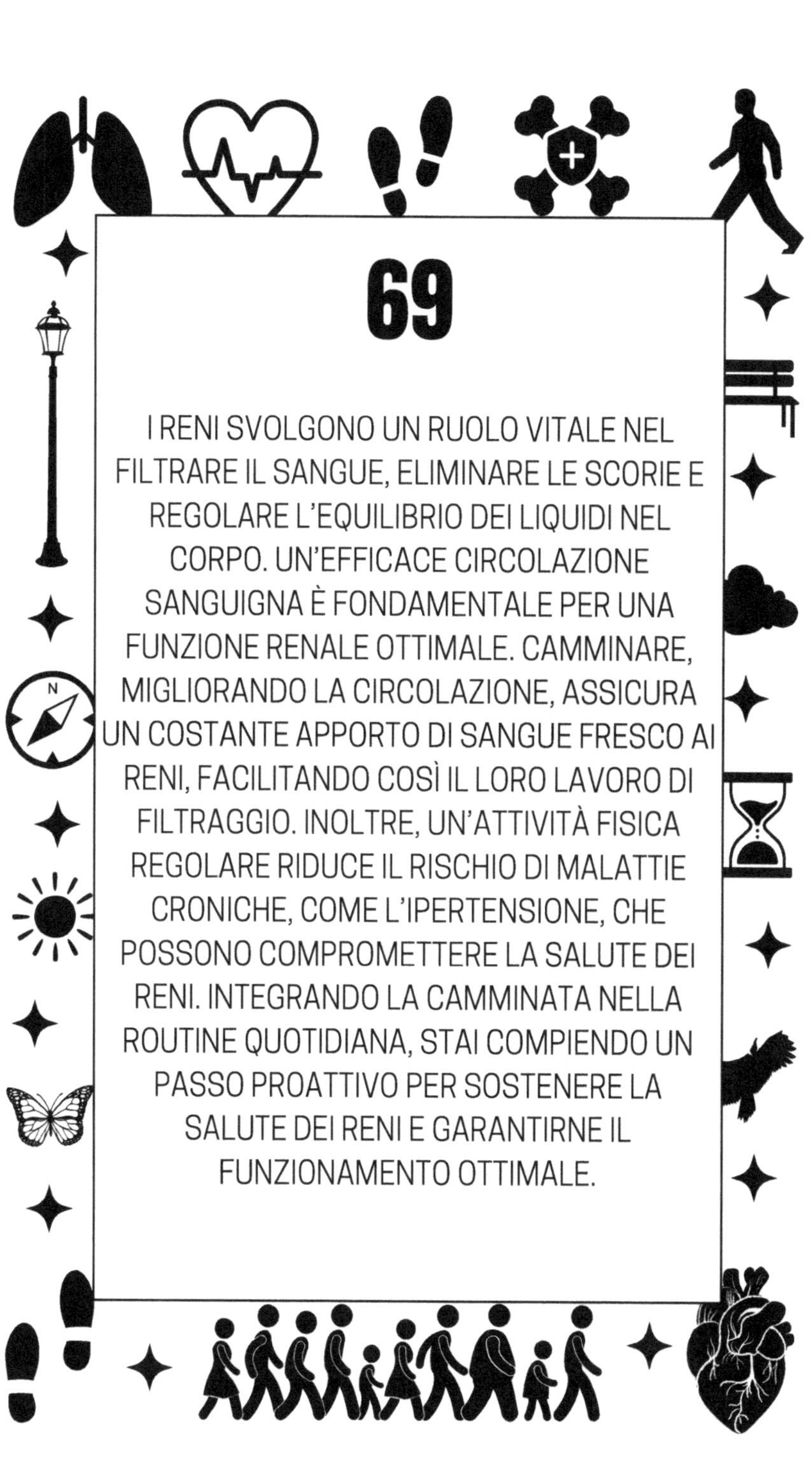

69

I RENI SVOLGONO UN RUOLO VITALE NEL FILTRARE IL SANGUE, ELIMINARE LE SCORIE E REGOLARE L'EQUILIBRIO DEI LIQUIDI NEL CORPO. UN'EFFICACE CIRCOLAZIONE SANGUIGNA È FONDAMENTALE PER UNA FUNZIONE RENALE OTTIMALE. CAMMINARE, MIGLIORANDO LA CIRCOLAZIONE, ASSICURA UN COSTANTE APPORTO DI SANGUE FRESCO AI RENI, FACILITANDO COSÌ IL LORO LAVORO DI FILTRAGGIO. INOLTRE, UN'ATTIVITÀ FISICA REGOLARE RIDUCE IL RISCHIO DI MALATTIE CRONICHE, COME L'IPERTENSIONE, CHE POSSONO COMPROMETTERE LA SALUTE DEI RENI. INTEGRANDO LA CAMMINATA NELLA ROUTINE QUOTIDIANA, STAI COMPIENDO UN PASSO PROATTIVO PER SOSTENERE LA SALUTE DEI RENI E GARANTIRNE IL FUNZIONAMENTO OTTIMALE.

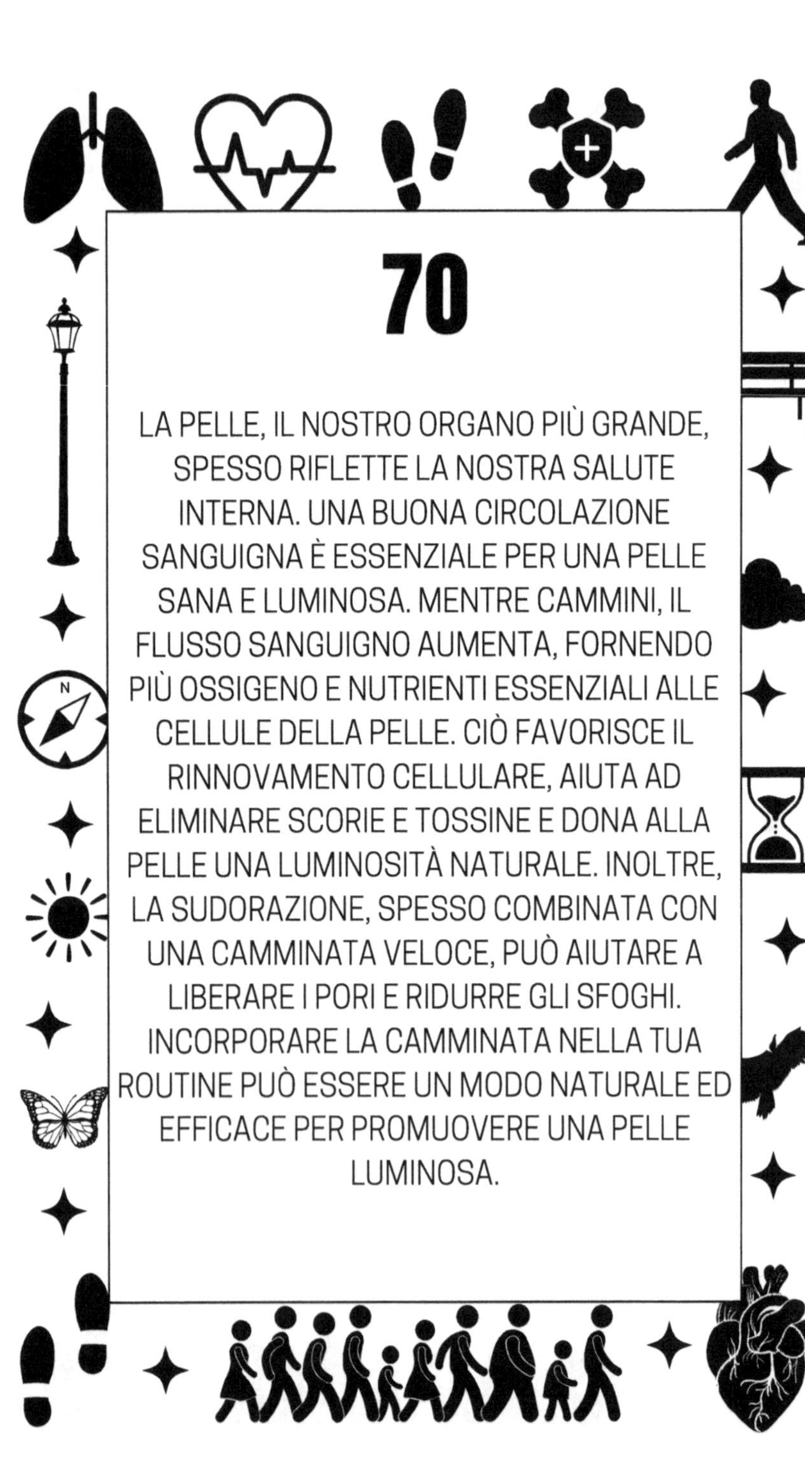

70

LA PELLE, IL NOSTRO ORGANO PIÙ GRANDE, SPESSO RIFLETTE LA NOSTRA SALUTE INTERNA. UNA BUONA CIRCOLAZIONE SANGUIGNA È ESSENZIALE PER UNA PELLE SANA E LUMINOSA. MENTRE CAMMINI, IL FLUSSO SANGUIGNO AUMENTA, FORNENDO PIÙ OSSIGENO E NUTRIENTI ESSENZIALI ALLE CELLULE DELLA PELLE. CIÒ FAVORISCE IL RINNOVAMENTO CELLULARE, AIUTA AD ELIMINARE SCORIE E TOSSINE E DONA ALLA PELLE UNA LUMINOSITÀ NATURALE. INOLTRE, LA SUDORAZIONE, SPESSO COMBINATA CON UNA CAMMINATA VELOCE, PUÒ AIUTARE A LIBERARE I PORI E RIDURRE GLI SFOGHI. INCORPORARE LA CAMMINATA NELLA TUA ROUTINE PUÒ ESSERE UN MODO NATURALE ED EFFICACE PER PROMUOVERE UNA PELLE LUMINOSA.

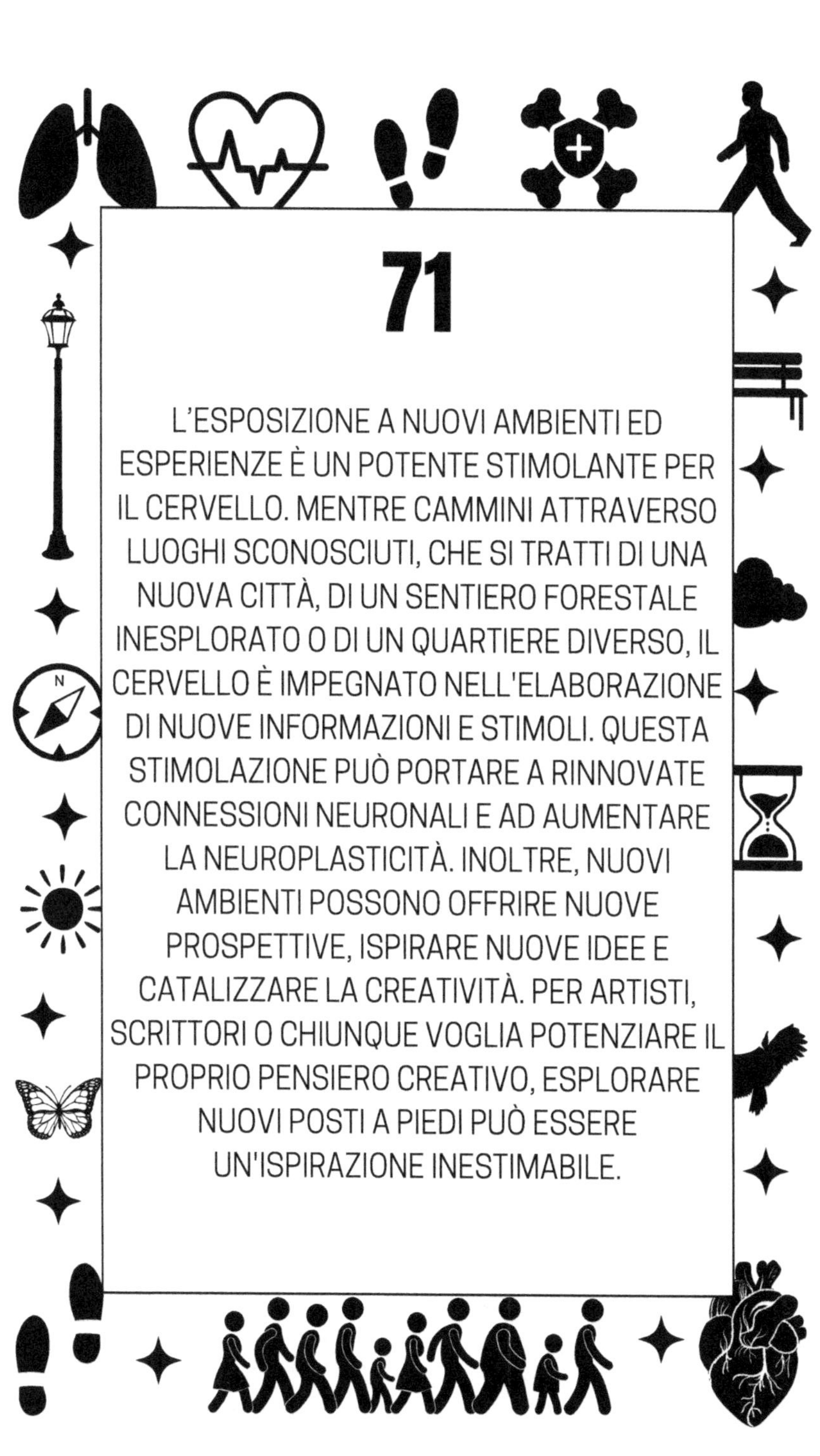

71

L'ESPOSIZIONE A NUOVI AMBIENTI ED ESPERIENZE È UN POTENTE STIMOLANTE PER IL CERVELLO. MENTRE CAMMINI ATTRAVERSO LUOGHI SCONOSCIUTI, CHE SI TRATTI DI UNA NUOVA CITTÀ, DI UN SENTIERO FORESTALE INESPLORATO O DI UN QUARTIERE DIVERSO, IL CERVELLO È IMPEGNATO NELL'ELABORAZIONE DI NUOVE INFORMAZIONI E STIMOLI. QUESTA STIMOLAZIONE PUÒ PORTARE A RINNOVATE CONNESSIONI NEURONALI E AD AUMENTARE LA NEUROPLASTICITÀ. INOLTRE, NUOVI AMBIENTI POSSONO OFFRIRE NUOVE PROSPETTIVE, ISPIRARE NUOVE IDEE E CATALIZZARE LA CREATIVITÀ. PER ARTISTI, SCRITTORI O CHIUNQUE VOGLIA POTENZIARE IL PROPRIO PENSIERO CREATIVO, ESPLORARE NUOVI POSTI A PIEDI PUÒ ESSERE UN'ISPIRAZIONE INESTIMABILE.

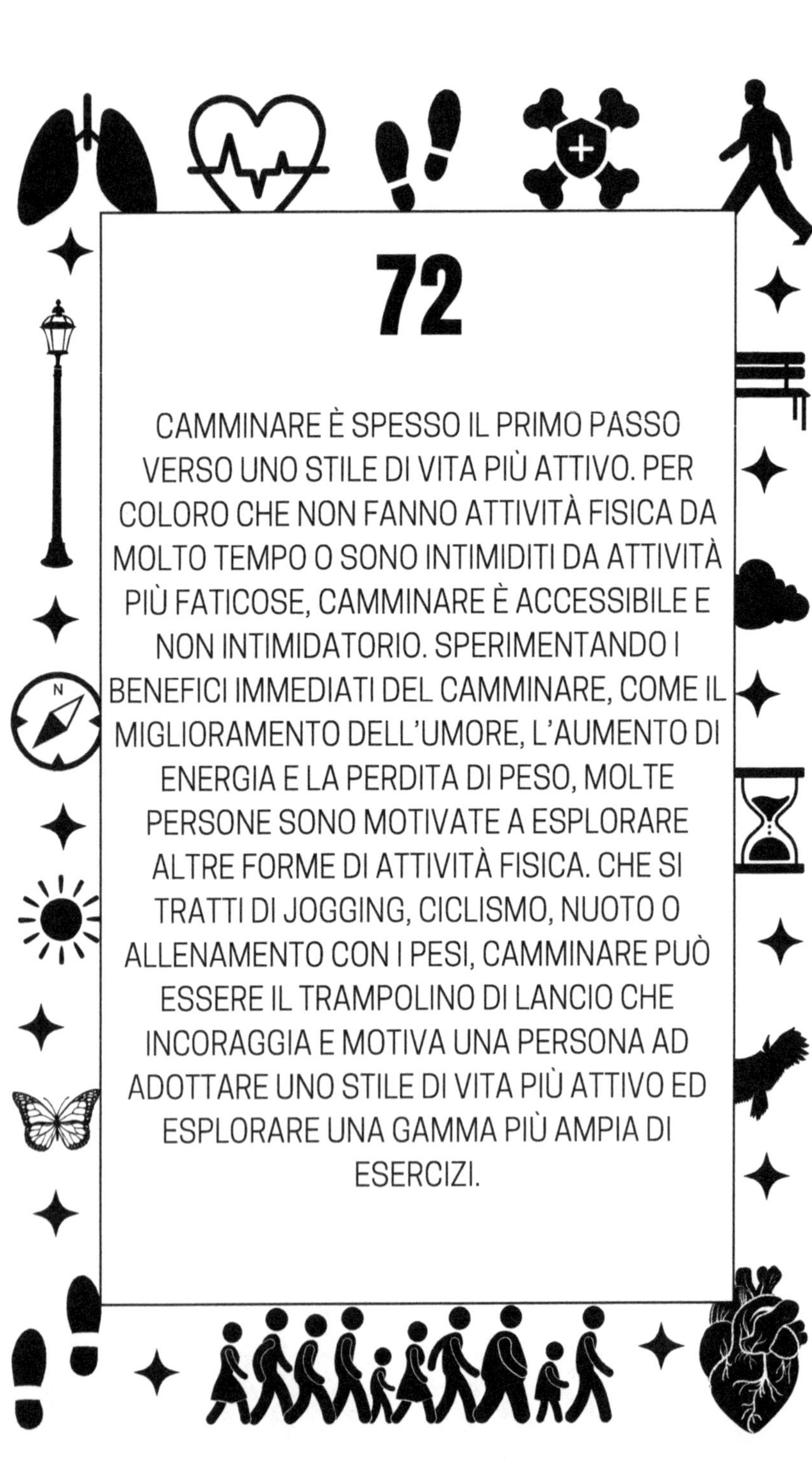

72

CAMMINARE È SPESSO IL PRIMO PASSO VERSO UNO STILE DI VITA PIÙ ATTIVO. PER COLORO CHE NON FANNO ATTIVITÀ FISICA DA MOLTO TEMPO O SONO INTIMIDITI DA ATTIVITÀ PIÙ FATICOSE, CAMMINARE È ACCESSIBILE E NON INTIMIDATORIO. SPERIMENTANDO I BENEFICI IMMEDIATI DEL CAMMINARE, COME IL MIGLIORAMENTO DELL'UMORE, L'AUMENTO DI ENERGIA E LA PERDITA DI PESO, MOLTE PERSONE SONO MOTIVATE A ESPLORARE ALTRE FORME DI ATTIVITÀ FISICA. CHE SI TRATTI DI JOGGING, CICLISMO, NUOTO O ALLENAMENTO CON I PESI, CAMMINARE PUÒ ESSERE IL TRAMPOLINO DI LANCIO CHE INCORAGGIA E MOTIVA UNA PERSONA AD ADOTTARE UNO STILE DI VITA PIÙ ATTIVO ED ESPLORARE UNA GAMMA PIÙ AMPIA DI ESERCIZI.

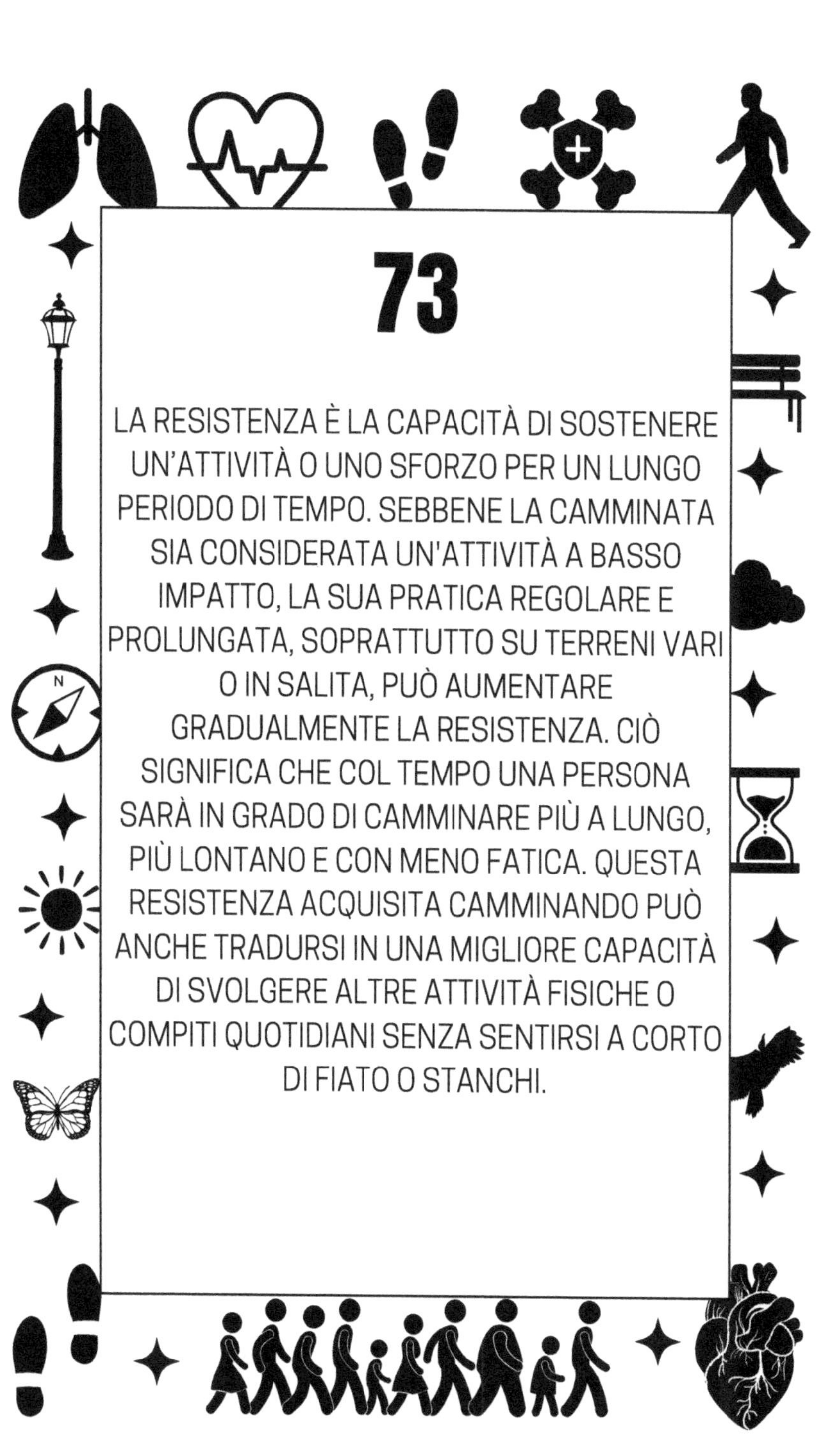

73

LA RESISTENZA È LA CAPACITÀ DI SOSTENERE UN'ATTIVITÀ O UNO SFORZO PER UN LUNGO PERIODO DI TEMPO. SEBBENE LA CAMMINATA SIA CONSIDERATA UN'ATTIVITÀ A BASSO IMPATTO, LA SUA PRATICA REGOLARE E PROLUNGATA, SOPRATTUTTO SU TERRENI VARI O IN SALITA, PUÒ AUMENTARE GRADUALMENTE LA RESISTENZA. CIÒ SIGNIFICA CHE COL TEMPO UNA PERSONA SARÀ IN GRADO DI CAMMINARE PIÙ A LUNGO, PIÙ LONTANO E CON MENO FATICA. QUESTA RESISTENZA ACQUISITA CAMMINANDO PUÒ ANCHE TRADURSI IN UNA MIGLIORE CAPACITÀ DI SVOLGERE ALTRE ATTIVITÀ FISICHE O COMPITI QUOTIDIANI SENZA SENTIRSI A CORTO DI FIATO O STANCHI.

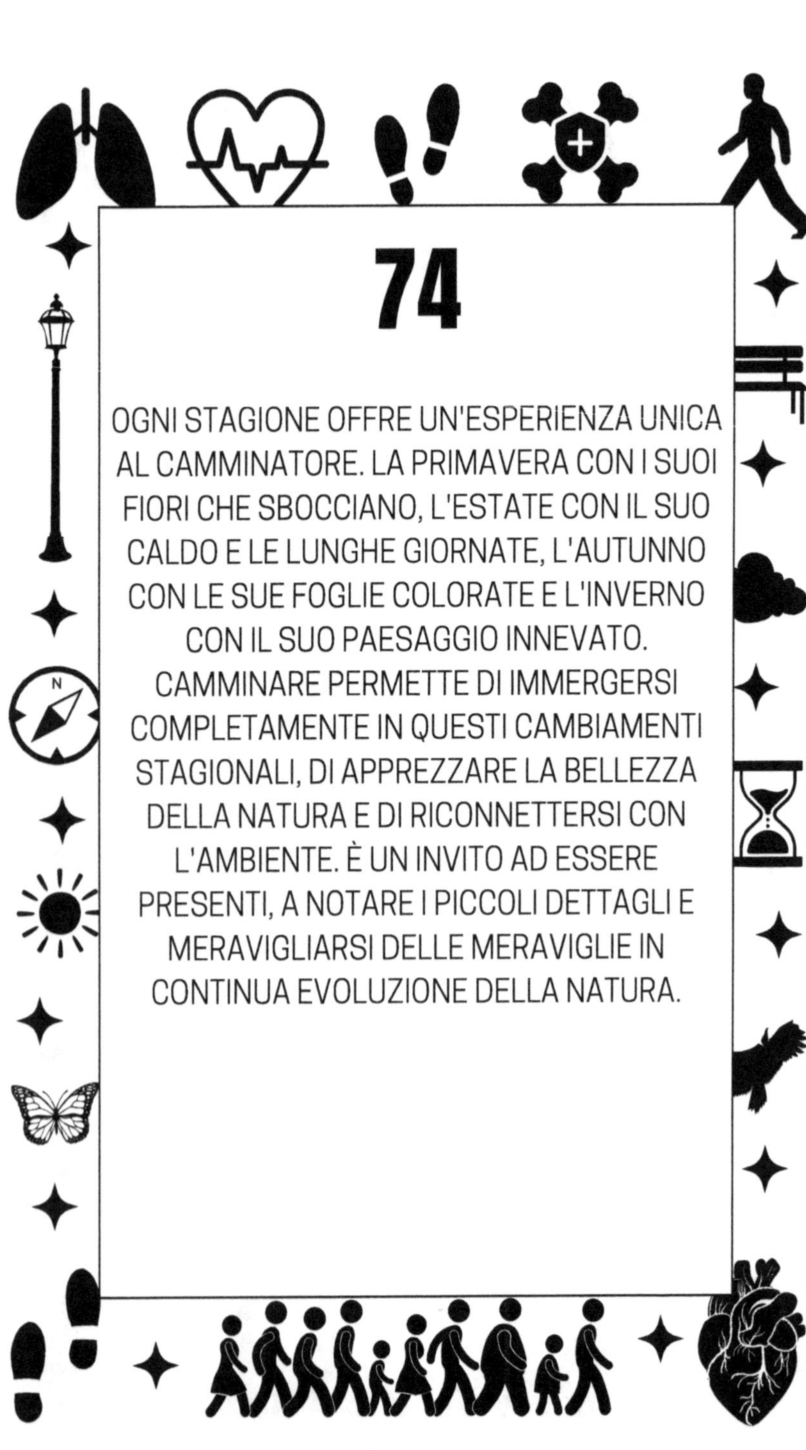

74

OGNI STAGIONE OFFRE UN'ESPERIENZA UNICA AL CAMMINATORE. LA PRIMAVERA CON I SUOI FIORI CHE SBOCCIANO, L'ESTATE CON IL SUO CALDO E LE LUNGHE GIORNATE, L'AUTUNNO CON LE SUE FOGLIE COLORATE E L'INVERNO CON IL SUO PAESAGGIO INNEVATO. CAMMINARE PERMETTE DI IMMERGERSI COMPLETAMENTE IN QUESTI CAMBIAMENTI STAGIONALI, DI APPREZZARE LA BELLEZZA DELLA NATURA E DI RICONNETTERSI CON L'AMBIENTE. È UN INVITO AD ESSERE PRESENTI, A NOTARE I PICCOLI DETTAGLI E MERAVIGLIARSI DELLE MERAVIGLIE IN CONTINUA EVOLUZIONE DELLA NATURA.

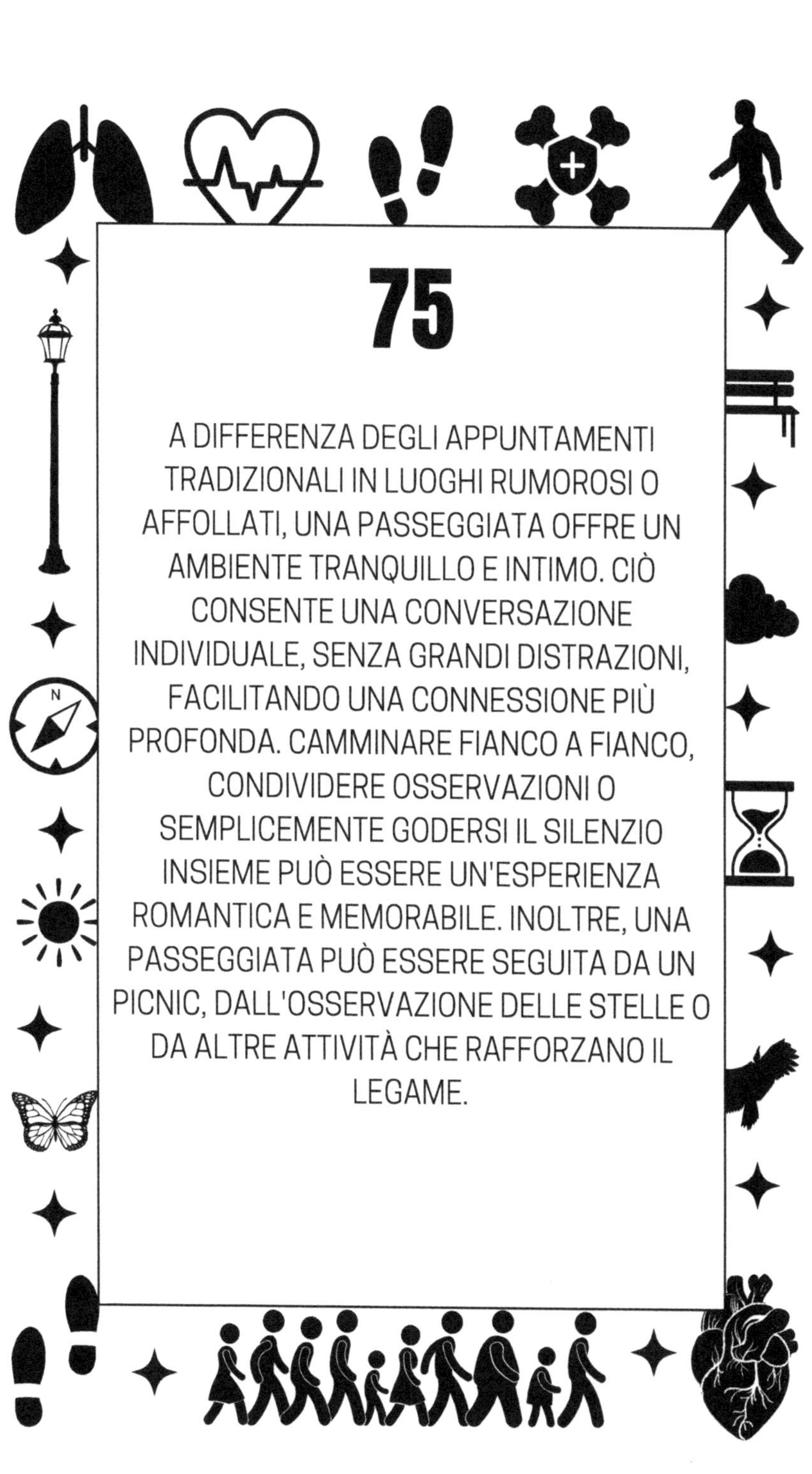

75

A DIFFERENZA DEGLI APPUNTAMENTI TRADIZIONALI IN LUOGHI RUMOROSI O AFFOLLATI, UNA PASSEGGIATA OFFRE UN AMBIENTE TRANQUILLO E INTIMO. CIÒ CONSENTE UNA CONVERSAZIONE INDIVIDUALE, SENZA GRANDI DISTRAZIONI, FACILITANDO UNA CONNESSIONE PIÙ PROFONDA. CAMMINARE FIANCO A FIANCO, CONDIVIDERE OSSERVAZIONI O SEMPLICEMENTE GODERSI IL SILENZIO INSIEME PUÒ ESSERE UN'ESPERIENZA ROMANTICA E MEMORABILE. INOLTRE, UNA PASSEGGIATA PUÒ ESSERE SEGUITA DA UN PICNIC, DALL'OSSERVAZIONE DELLE STELLE O DA ALTRE ATTIVITÀ CHE RAFFORZANO IL LEGAME.

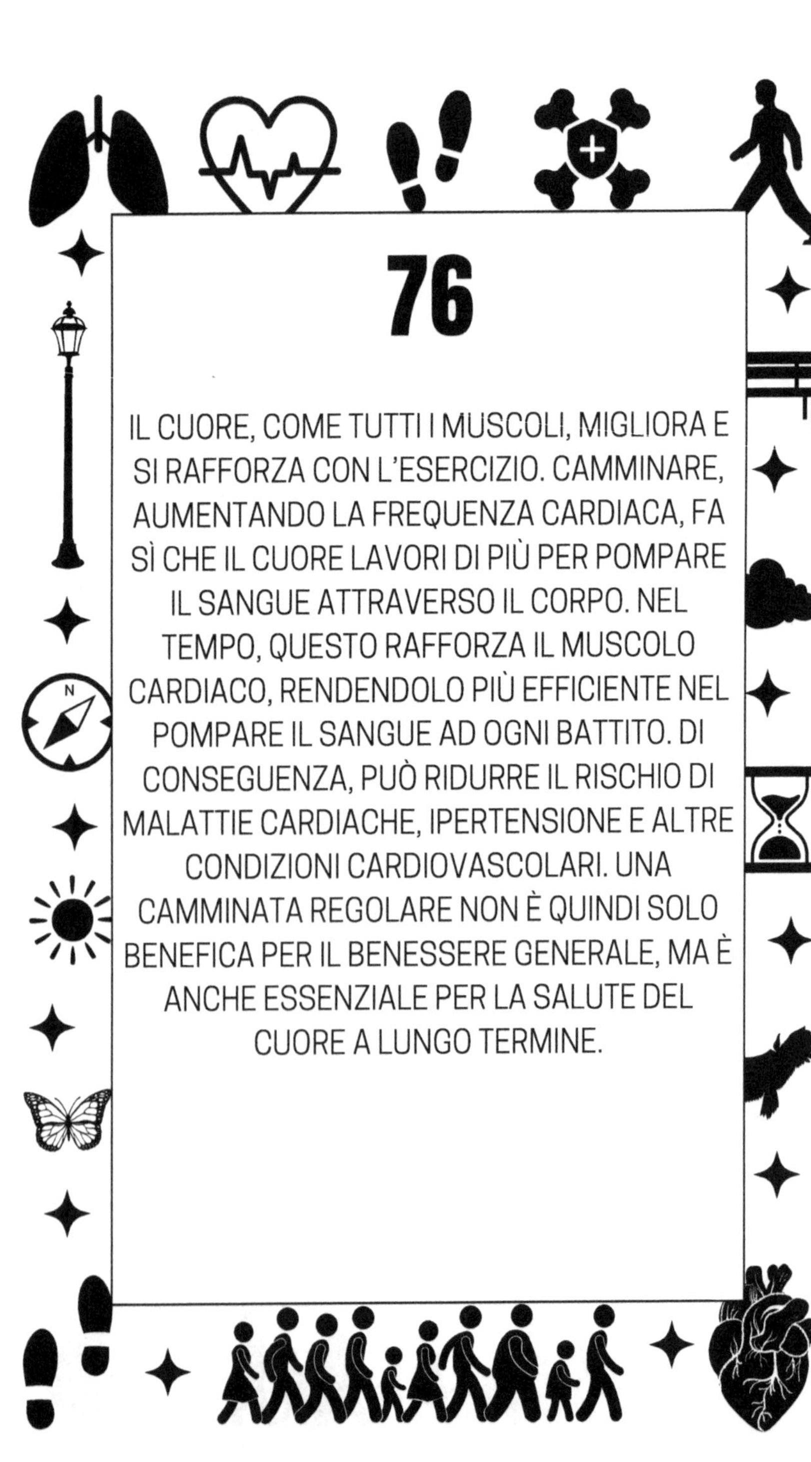

76

IL CUORE, COME TUTTI I MUSCOLI, MIGLIORA E SI RAFFORZA CON L'ESERCIZIO. CAMMINARE, AUMENTANDO LA FREQUENZA CARDIACA, FA SÌ CHE IL CUORE LAVORI DI PIÙ PER POMPARE IL SANGUE ATTRAVERSO IL CORPO. NEL TEMPO, QUESTO RAFFORZA IL MUSCOLO CARDIACO, RENDENDOLO PIÙ EFFICIENTE NEL POMPARE IL SANGUE AD OGNI BATTITO. DI CONSEGUENZA, PUÒ RIDURRE IL RISCHIO DI MALATTIE CARDIACHE, IPERTENSIONE E ALTRE CONDIZIONI CARDIOVASCOLARI. UNA CAMMINATA REGOLARE NON È QUINDI SOLO BENEFICA PER IL BENESSERE GENERALE, MA È ANCHE ESSENZIALE PER LA SALUTE DEL CUORE A LUNGO TERMINE.

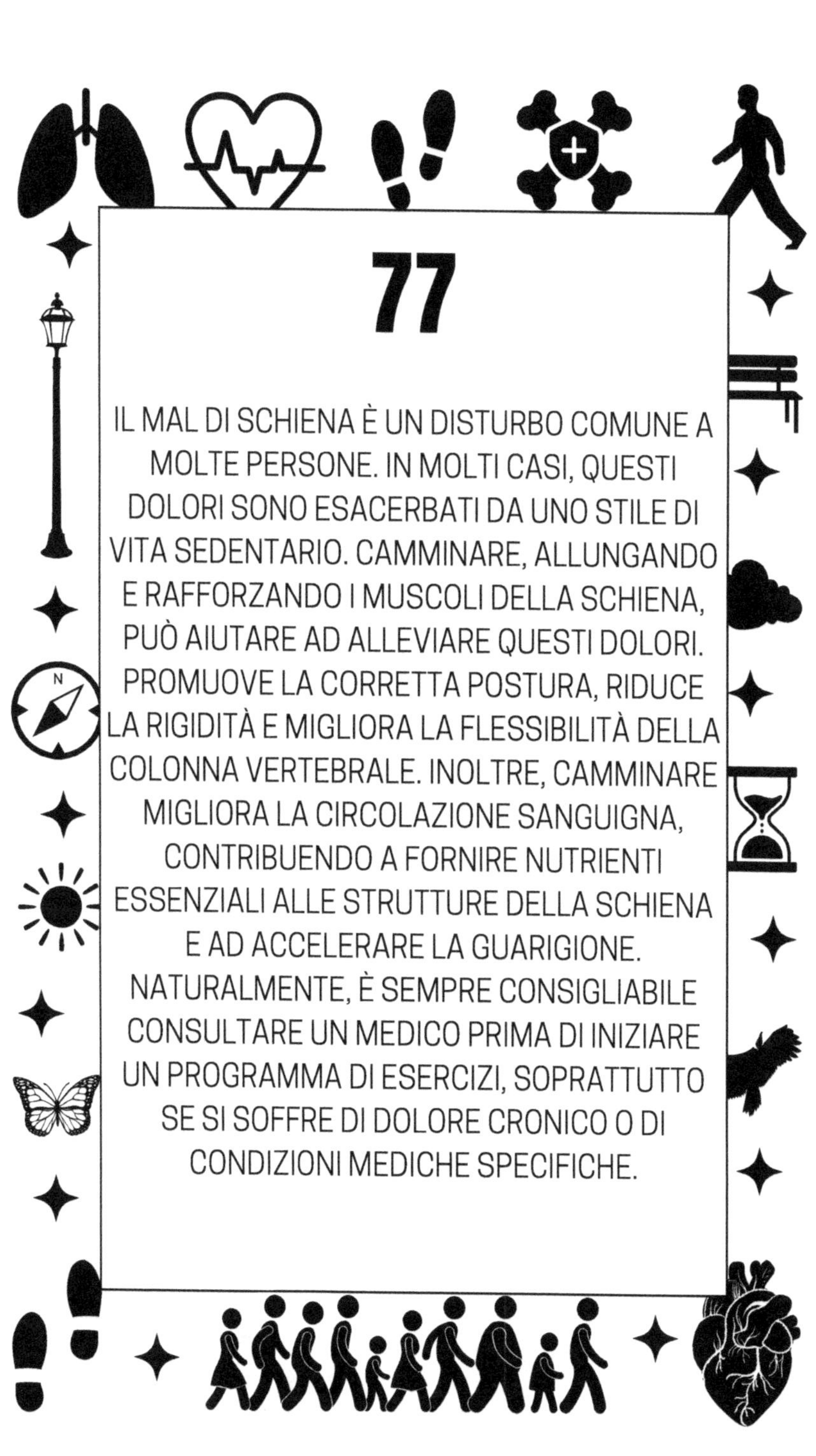

77

IL MAL DI SCHIENA È UN DISTURBO COMUNE A
MOLTE PERSONE. IN MOLTI CASI, QUESTI
DOLORI SONO ESACERBATI DA UNO STILE DI
VITA SEDENTARIO. CAMMINARE, ALLUNGANDO
E RAFFORZANDO I MUSCOLI DELLA SCHIENA,
PUÒ AIUTARE AD ALLEVIARE QUESTI DOLORI.
PROMUOVE LA CORRETTA POSTURA, RIDUCE
LA RIGIDITÀ E MIGLIORA LA FLESSIBILITÀ DELLA
COLONNA VERTEBRALE. INOLTRE, CAMMINARE
MIGLIORA LA CIRCOLAZIONE SANGUIGNA,
CONTRIBUENDO A FORNIRE NUTRIENTI
ESSENZIALI ALLE STRUTTURE DELLA SCHIENA
E AD ACCELERARE LA GUARIGIONE.
NATURALMENTE, È SEMPRE CONSIGLIABILE
CONSULTARE UN MEDICO PRIMA DI INIZIARE
UN PROGRAMMA DI ESERCIZI, SOPRATTUTTO
SE SI SOFFRE DI DOLORE CRONICO O DI
CONDIZIONI MEDICHE SPECIFICHE.

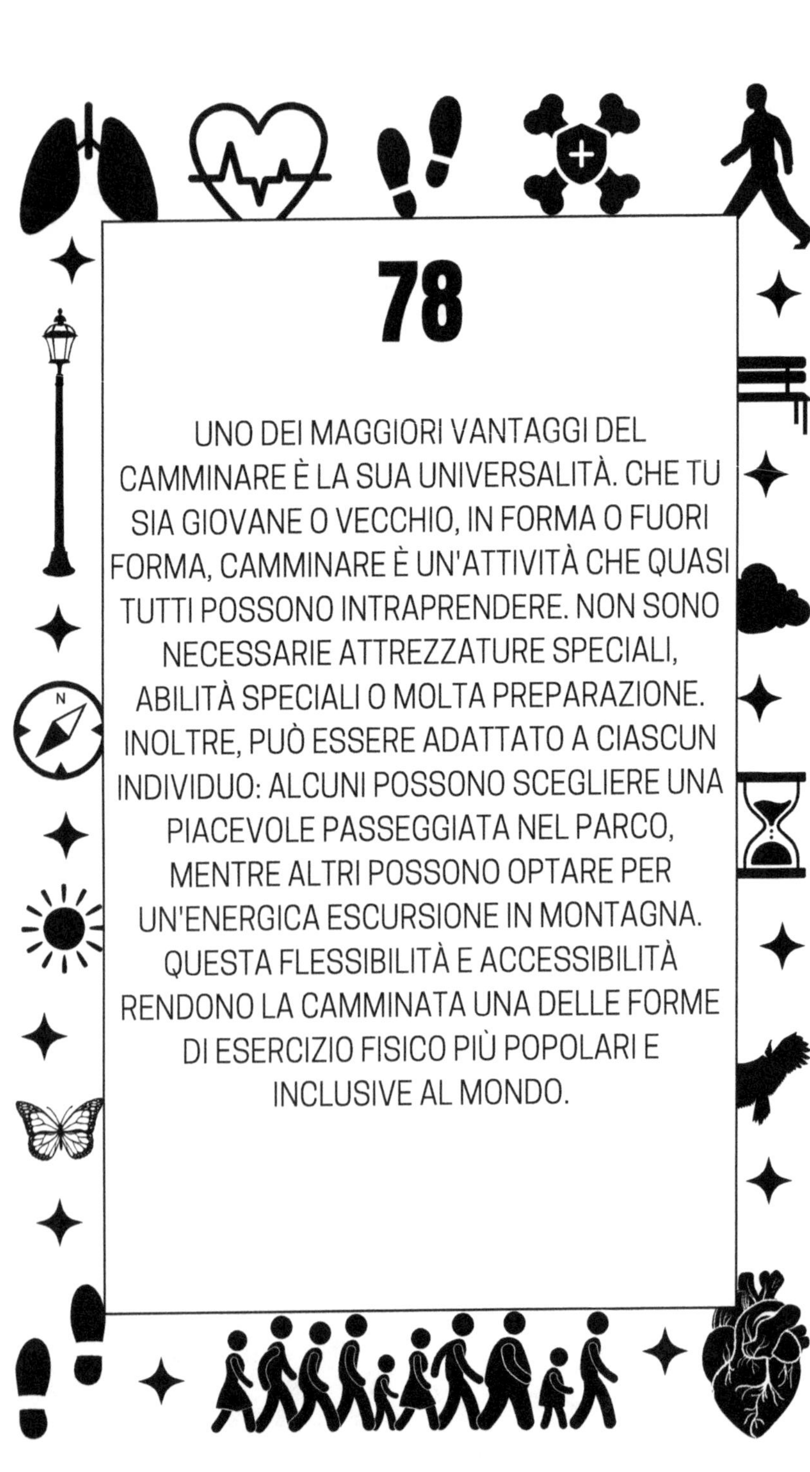

78

UNO DEI MAGGIORI VANTAGGI DEL CAMMINARE È LA SUA UNIVERSALITÀ. CHE TU SIA GIOVANE O VECCHIO, IN FORMA O FUORI FORMA, CAMMINARE È UN'ATTIVITÀ CHE QUASI TUTTI POSSONO INTRAPRENDERE. NON SONO NECESSARIE ATTREZZATURE SPECIALI, ABILITÀ SPECIALI O MOLTA PREPARAZIONE. INOLTRE, PUÒ ESSERE ADATTATO A CIASCUN INDIVIDUO: ALCUNI POSSONO SCEGLIERE UNA PIACEVOLE PASSEGGIATA NEL PARCO, MENTRE ALTRI POSSONO OPTARE PER UN'ENERGICA ESCURSIONE IN MONTAGNA. QUESTA FLESSIBILITÀ E ACCESSIBILITÀ RENDONO LA CAMMINATA UNA DELLE FORME DI ESERCIZIO FISICO PIÙ POPOLARI E INCLUSIVE AL MONDO.

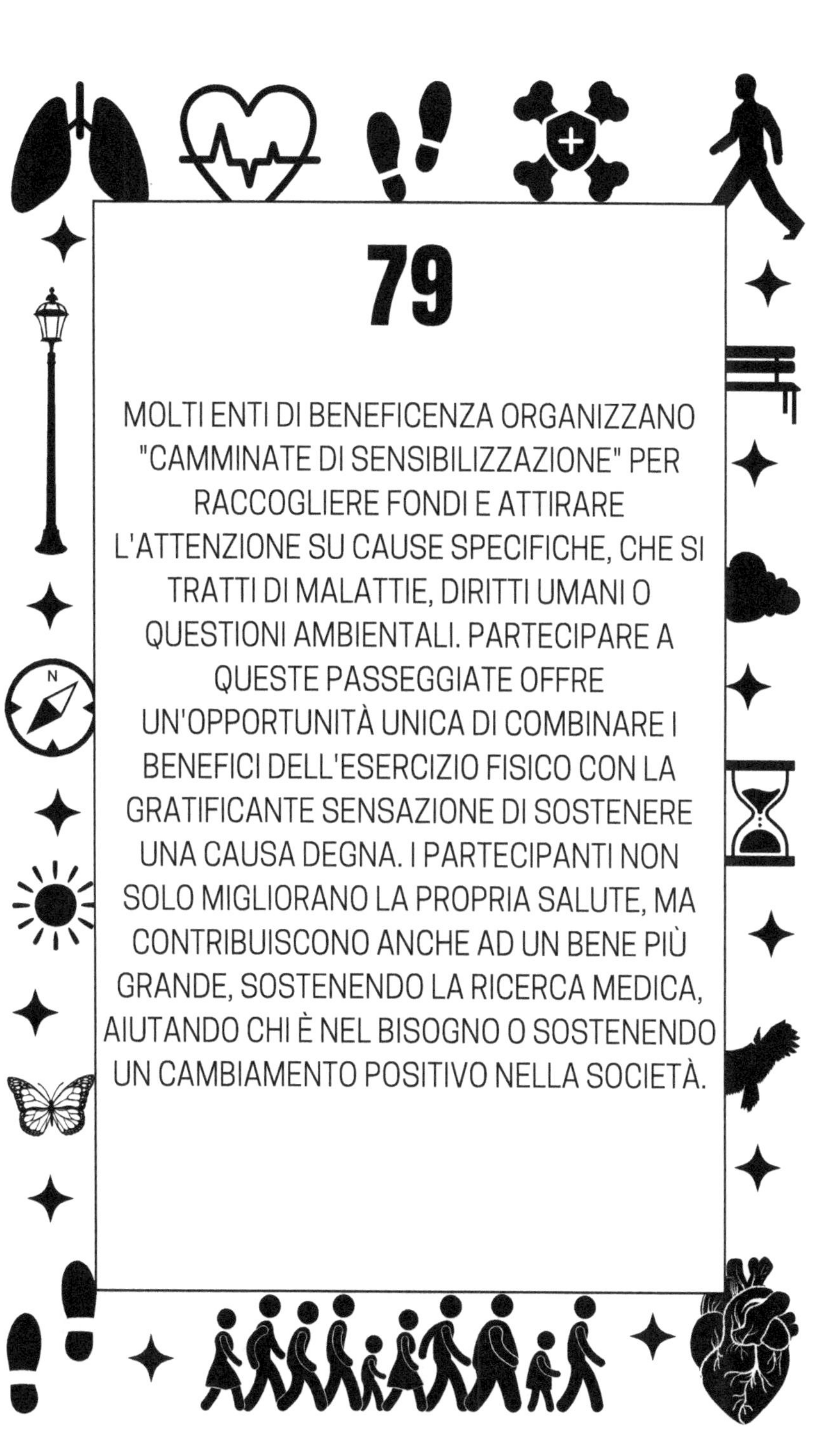

79

MOLTI ENTI DI BENEFICENZA ORGANIZZANO "CAMMINATE DI SENSIBILIZZAZIONE" PER RACCOGLIERE FONDI E ATTIRARE L'ATTENZIONE SU CAUSE SPECIFICHE, CHE SI TRATTI DI MALATTIE, DIRITTI UMANI O QUESTIONI AMBIENTALI. PARTECIPARE A QUESTE PASSEGGIATE OFFRE UN'OPPORTUNITÀ UNICA DI COMBINARE I BENEFICI DELL'ESERCIZIO FISICO CON LA GRATIFICANTE SENSAZIONE DI SOSTENERE UNA CAUSA DEGNA. I PARTECIPANTI NON SOLO MIGLIORANO LA PROPRIA SALUTE, MA CONTRIBUISCONO ANCHE AD UN BENE PIÙ GRANDE, SOSTENENDO LA RICERCA MEDICA, AIUTANDO CHI È NEL BISOGNO O SOSTENENDO UN CAMBIAMENTO POSITIVO NELLA SOCIETÀ.

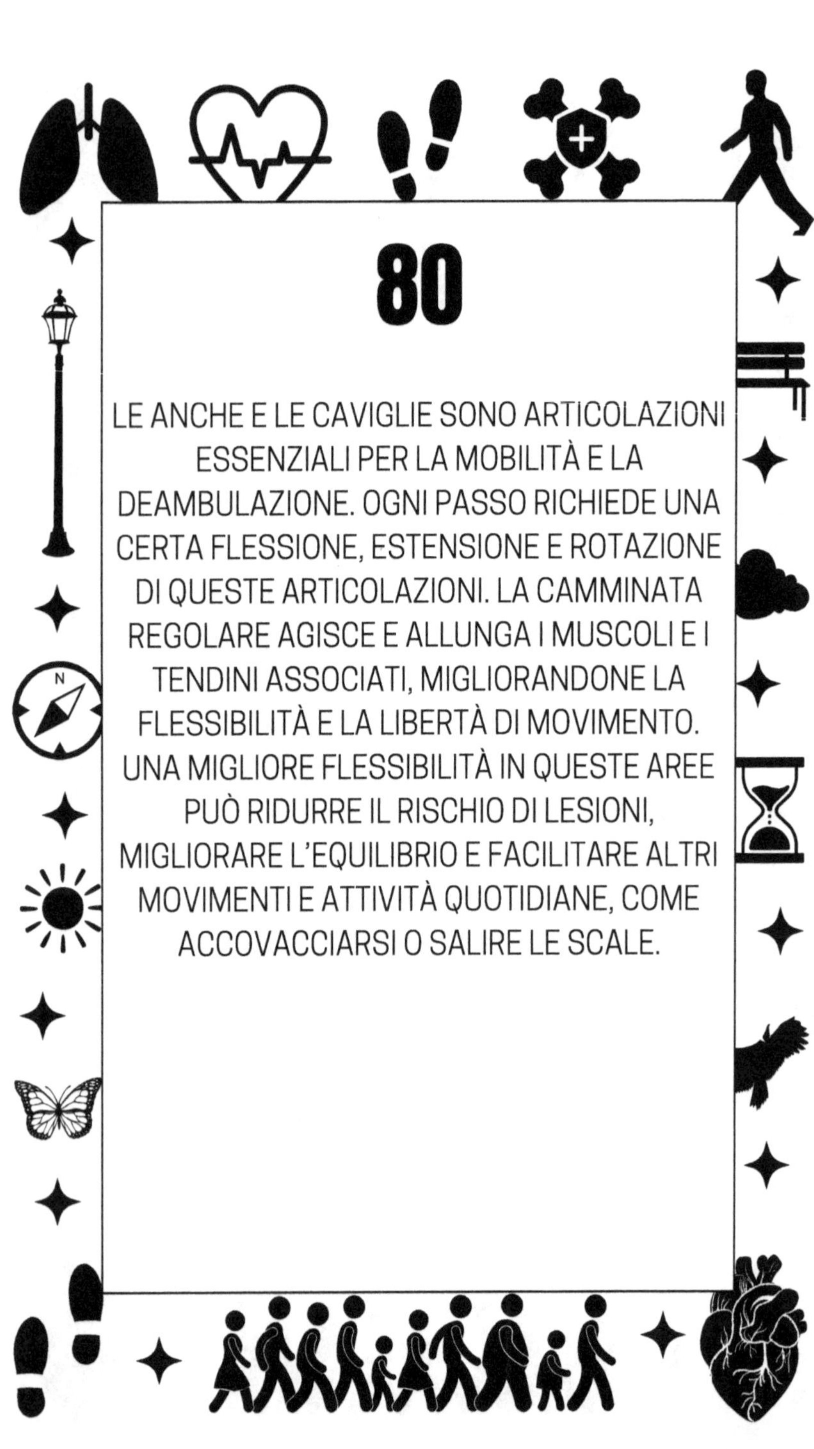

80

LE ANCHE E LE CAVIGLIE SONO ARTICOLAZIONI ESSENZIALI PER LA MOBILITÀ E LA DEAMBULAZIONE. OGNI PASSO RICHIEDE UNA CERTA FLESSIONE, ESTENSIONE E ROTAZIONE DI QUESTE ARTICOLAZIONI. LA CAMMINATA REGOLARE AGISCE E ALLUNGA I MUSCOLI E I TENDINI ASSOCIATI, MIGLIORANDONE LA FLESSIBILITÀ E LA LIBERTÀ DI MOVIMENTO. UNA MIGLIORE FLESSIBILITÀ IN QUESTE AREE PUÒ RIDURRE IL RISCHIO DI LESIONI, MIGLIORARE L'EQUILIBRIO E FACILITARE ALTRI MOVIMENTI E ATTIVITÀ QUOTIDIANE, COME ACCOVACCIARSI O SALIRE LE SCALE.

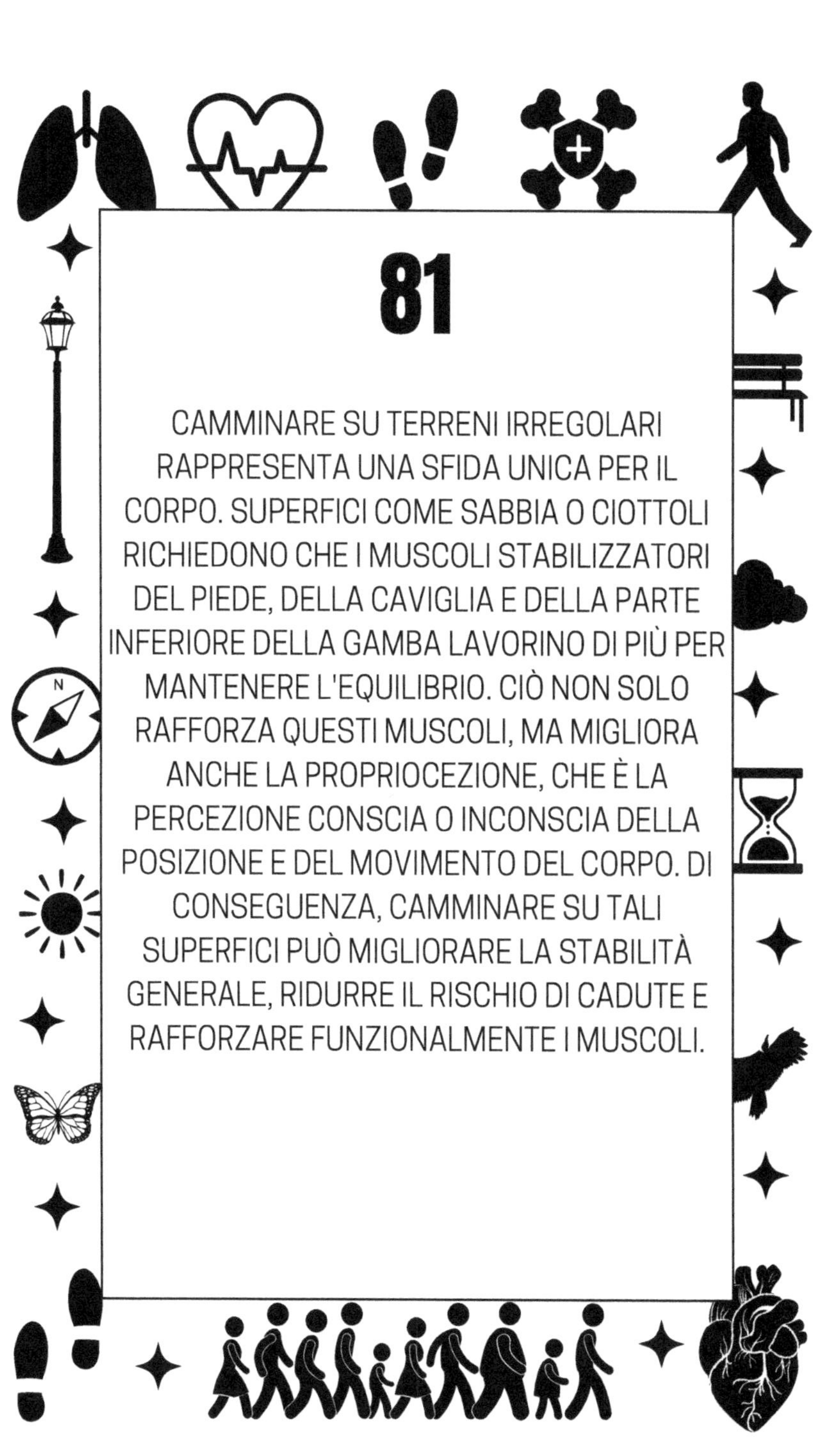

81

CAMMINARE SU TERRENI IRREGOLARI RAPPRESENTA UNA SFIDA UNICA PER IL CORPO. SUPERFICI COME SABBIA O CIOTTOLI RICHIEDONO CHE I MUSCOLI STABILIZZATORI DEL PIEDE, DELLA CAVIGLIA E DELLA PARTE INFERIORE DELLA GAMBA LAVORINO DI PIÙ PER MANTENERE L'EQUILIBRIO. CIÒ NON SOLO RAFFORZA QUESTI MUSCOLI, MA MIGLIORA ANCHE LA PROPRIOCEZIONE, CHE È LA PERCEZIONE CONSCIA O INCONSCIA DELLA POSIZIONE E DEL MOVIMENTO DEL CORPO. DI CONSEGUENZA, CAMMINARE SU TALI SUPERFICI PUÒ MIGLIORARE LA STABILITÀ GENERALE, RIDURRE IL RISCHIO DI CADUTE E RAFFORZARE FUNZIONALMENTE I MUSCOLI.

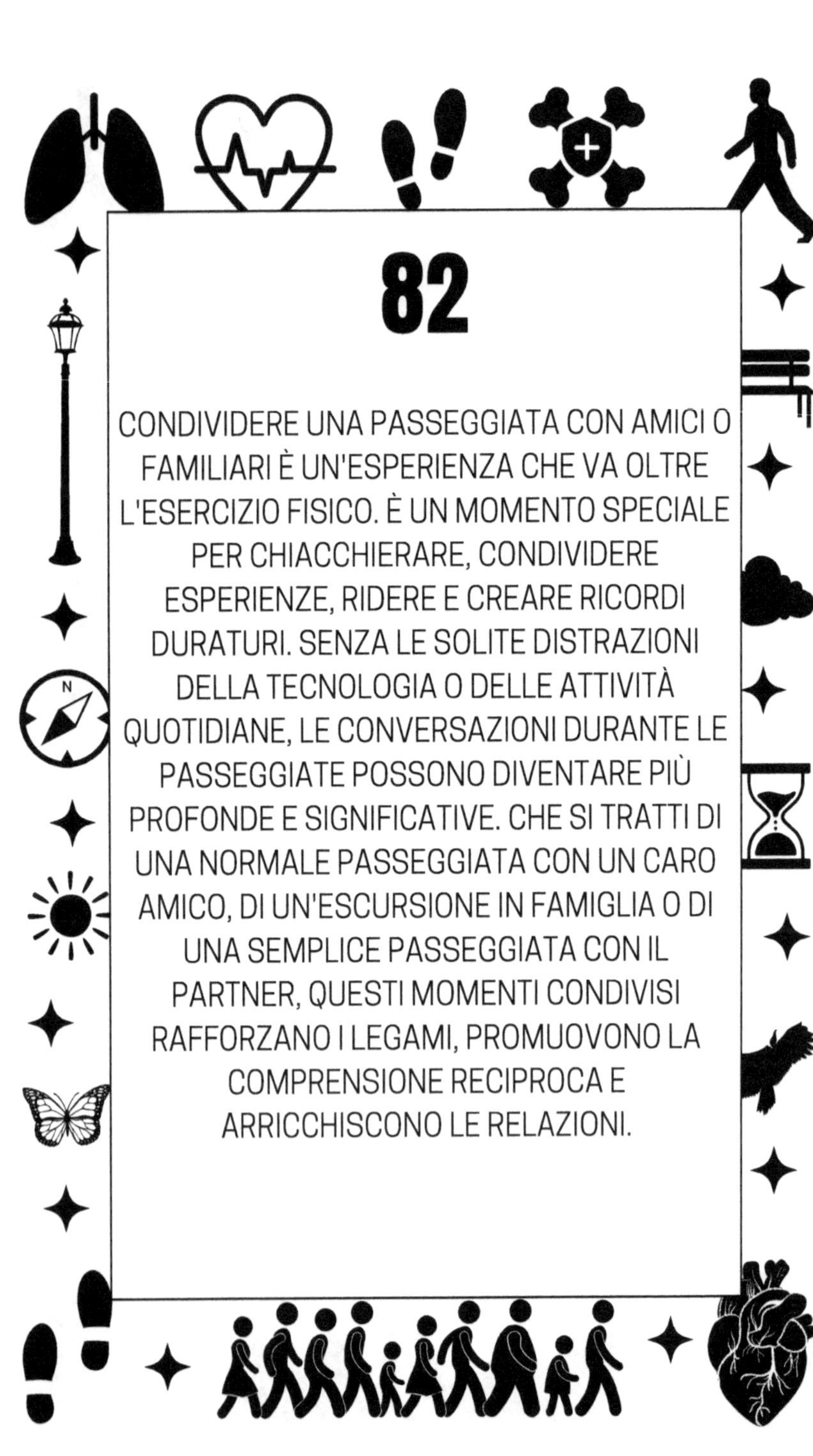

82

CONDIVIDERE UNA PASSEGGIATA CON AMICI O FAMILIARI È UN'ESPERIENZA CHE VA OLTRE L'ESERCIZIO FISICO. È UN MOMENTO SPECIALE PER CHIACCHIERARE, CONDIVIDERE ESPERIENZE, RIDERE E CREARE RICORDI DURATURI. SENZA LE SOLITE DISTRAZIONI DELLA TECNOLOGIA O DELLE ATTIVITÀ QUOTIDIANE, LE CONVERSAZIONI DURANTE LE PASSEGGIATE POSSONO DIVENTARE PIÙ PROFONDE E SIGNIFICATIVE. CHE SI TRATTI DI UNA NORMALE PASSEGGIATA CON UN CARO AMICO, DI UN'ESCURSIONE IN FAMIGLIA O DI UNA SEMPLICE PASSEGGIATA CON IL PARTNER, QUESTI MOMENTI CONDIVISI RAFFORZANO I LEGAMI, PROMUOVONO LA COMPRENSIONE RECIPROCA E ARRICCHISCONO LE RELAZIONI.

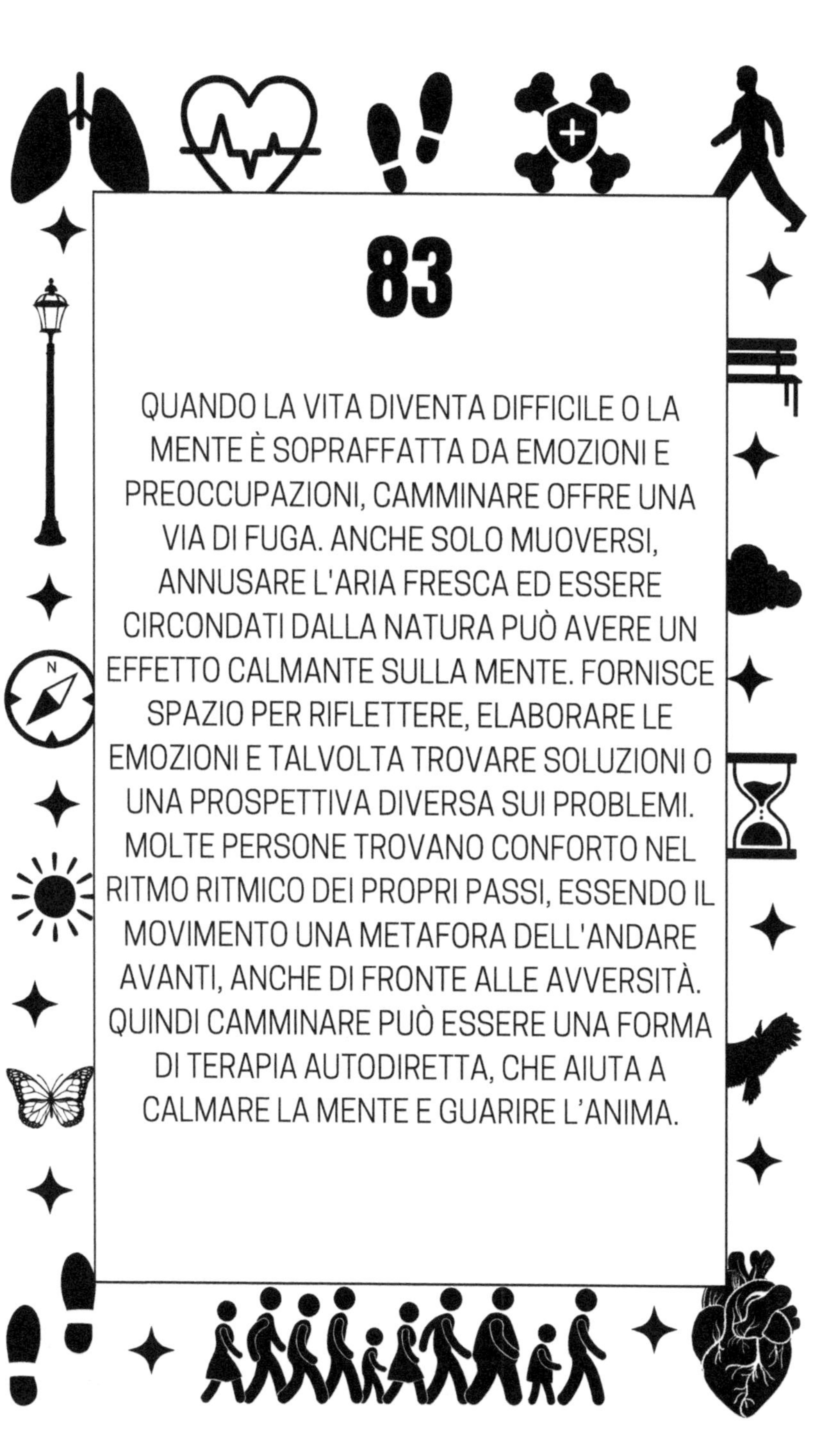

83

QUANDO LA VITA DIVENTA DIFFICILE O LA
MENTE È SOPRAFFATTA DA EMOZIONI E
PREOCCUPAZIONI, CAMMINARE OFFRE UNA
VIA DI FUGA. ANCHE SOLO MUOVERSI,
ANNUSARE L'ARIA FRESCA ED ESSERE
CIRCONDATI DALLA NATURA PUÒ AVERE UN
EFFETTO CALMANTE SULLA MENTE. FORNISCE
SPAZIO PER RIFLETTERE, ELABORARE LE
EMOZIONI E TALVOLTA TROVARE SOLUZIONI O
UNA PROSPETTIVA DIVERSA SUI PROBLEMI.
MOLTE PERSONE TROVANO CONFORTO NEL
RITMO RITMICO DEI PROPRI PASSI, ESSENDO IL
MOVIMENTO UNA METAFORA DELL'ANDARE
AVANTI, ANCHE DI FRONTE ALLE AVVERSITÀ.
QUINDI CAMMINARE PUÒ ESSERE UNA FORMA
DI TERAPIA AUTODIRETTA, CHE AIUTA A
CALMARE LA MENTE E GUARIRE L'ANIMA.

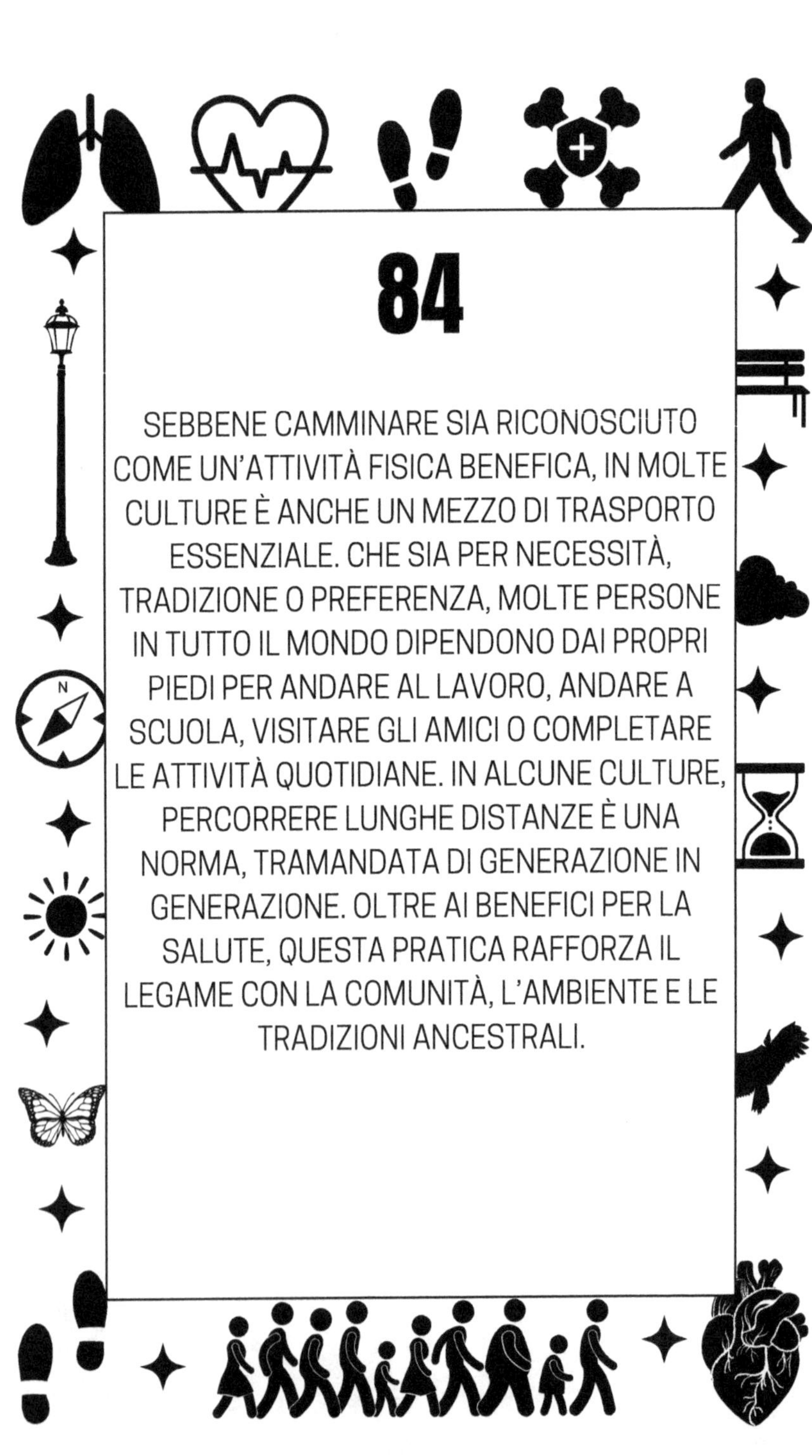

84

SEBBENE CAMMINARE SIA RICONOSCIUTO
COME UN'ATTIVITÀ FISICA BENEFICA, IN MOLTE
CULTURE È ANCHE UN MEZZO DI TRASPORTO
ESSENZIALE. CHE SIA PER NECESSITÀ,
TRADIZIONE O PREFERENZA, MOLTE PERSONE
IN TUTTO IL MONDO DIPENDONO DAI PROPRI
PIEDI PER ANDARE AL LAVORO, ANDARE A
SCUOLA, VISITARE GLI AMICI O COMPLETARE
LE ATTIVITÀ QUOTIDIANE. IN ALCUNE CULTURE,
PERCORRERE LUNGHE DISTANZE È UNA
NORMA, TRAMANDATA DI GENERAZIONE IN
GENERAZIONE. OLTRE AI BENEFICI PER LA
SALUTE, QUESTA PRATICA RAFFORZA IL
LEGAME CON LA COMUNITÀ, L'AMBIENTE E LE
TRADIZIONI ANCESTRALI.

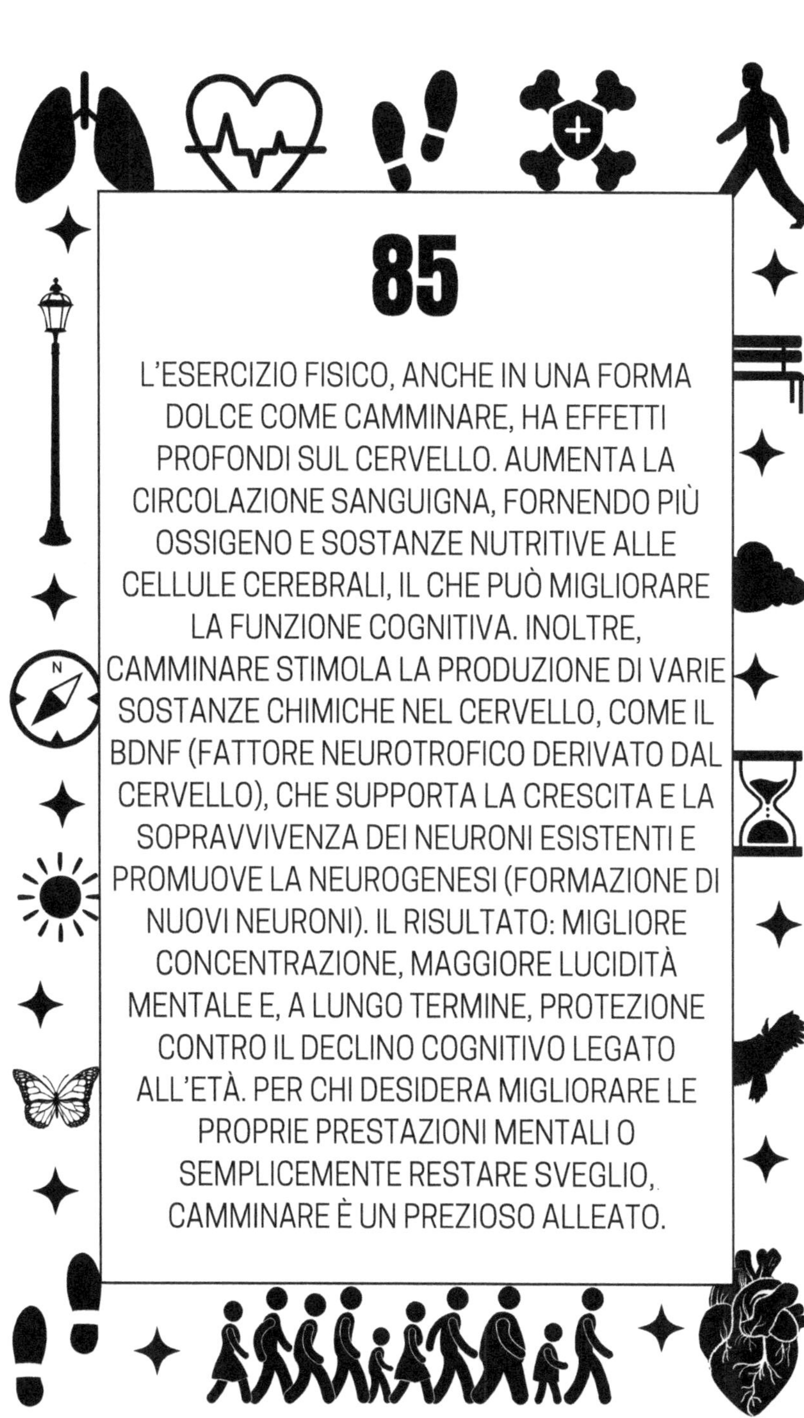

85

L'ESERCIZIO FISICO, ANCHE IN UNA FORMA DOLCE COME CAMMINARE, HA EFFETTI PROFONDI SUL CERVELLO. AUMENTA LA CIRCOLAZIONE SANGUIGNA, FORNENDO PIÙ OSSIGENO E SOSTANZE NUTRITIVE ALLE CELLULE CEREBRALI, IL CHE PUÒ MIGLIORARE LA FUNZIONE COGNITIVA. INOLTRE, CAMMINARE STIMOLA LA PRODUZIONE DI VARIE SOSTANZE CHIMICHE NEL CERVELLO, COME IL BDNF (FATTORE NEUROTROFICO DERIVATO DAL CERVELLO), CHE SUPPORTA LA CRESCITA E LA SOPRAVVIVENZA DEI NEURONI ESISTENTI E PROMUOVE LA NEUROGENESI (FORMAZIONE DI NUOVI NEURONI). IL RISULTATO: MIGLIORE CONCENTRAZIONE, MAGGIORE LUCIDITÀ MENTALE E, A LUNGO TERMINE, PROTEZIONE CONTRO IL DECLINO COGNITIVO LEGATO ALL'ETÀ. PER CHI DESIDERA MIGLIORARE LE PROPRIE PRESTAZIONI MENTALI O SEMPLICEMENTE RESTARE SVEGLIO, CAMMINARE È UN PREZIOSO ALLEATO.

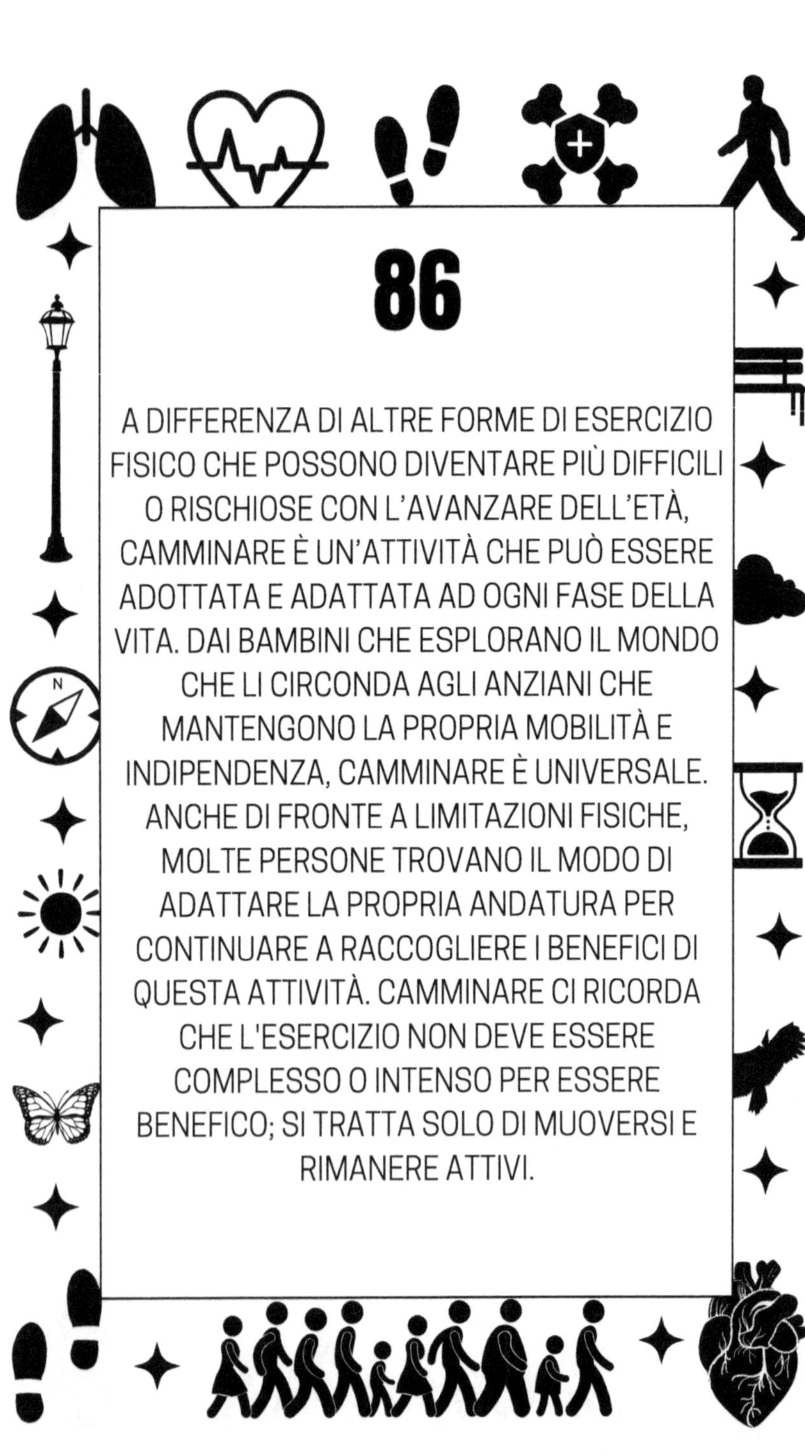

86

A DIFFERENZA DI ALTRE FORME DI ESERCIZIO FISICO CHE POSSONO DIVENTARE PIÙ DIFFICILI O RISCHIOSE CON L'AVANZARE DELL'ETÀ, CAMMINARE È UN'ATTIVITÀ CHE PUÒ ESSERE ADOTTATA E ADATTATA AD OGNI FASE DELLA VITA. DAI BAMBINI CHE ESPLORANO IL MONDO CHE LI CIRCONDA AGLI ANZIANI CHE MANTENGONO LA PROPRIA MOBILITÀ E INDIPENDENZA, CAMMINARE È UNIVERSALE. ANCHE DI FRONTE A LIMITAZIONI FISICHE, MOLTE PERSONE TROVANO IL MODO DI ADATTARE LA PROPRIA ANDATURA PER CONTINUARE A RACCOGLIERE I BENEFICI DI QUESTA ATTIVITÀ. CAMMINARE CI RICORDA CHE L'ESERCIZIO NON DEVE ESSERE COMPLESSO O INTENSO PER ESSERE BENEFICO; SI TRATTA SOLO DI MUOVERSI E RIMANERE ATTIVI.

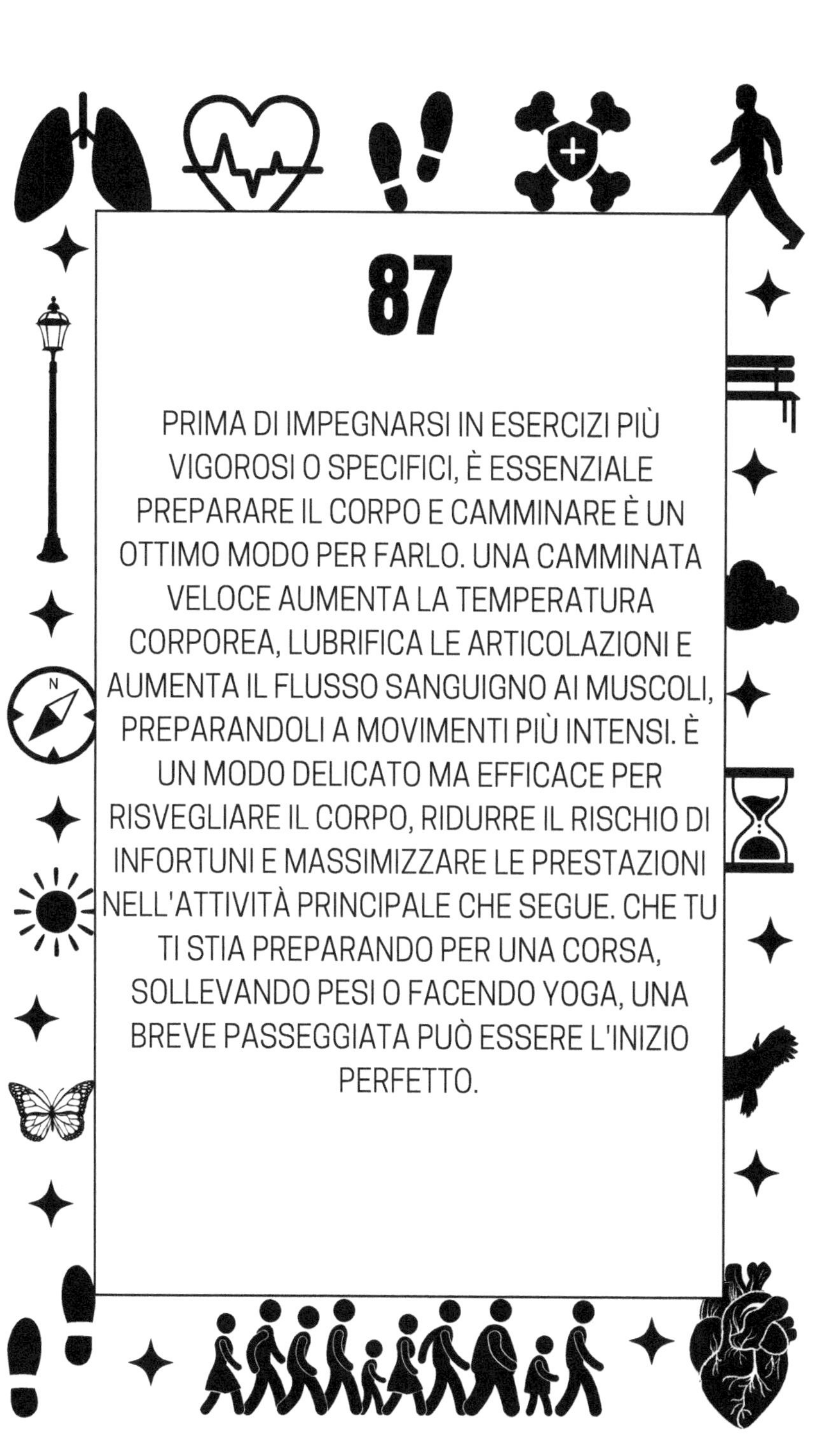

87

PRIMA DI IMPEGNARSI IN ESERCIZI PIÙ VIGOROSI O SPECIFICI, È ESSENZIALE PREPARARE IL CORPO E CAMMINARE È UN OTTIMO MODO PER FARLO. UNA CAMMINATA VELOCE AUMENTA LA TEMPERATURA CORPOREA, LUBRIFICA LE ARTICOLAZIONI E AUMENTA IL FLUSSO SANGUIGNO AI MUSCOLI, PREPARANDOLI A MOVIMENTI PIÙ INTENSI. È UN MODO DELICATO MA EFFICACE PER RISVEGLIARE IL CORPO, RIDURRE IL RISCHIO DI INFORTUNI E MASSIMIZZARE LE PRESTAZIONI NELL'ATTIVITÀ PRINCIPALE CHE SEGUE. CHE TU TI STIA PREPARANDO PER UNA CORSA, SOLLEVANDO PESI O FACENDO YOGA, UNA BREVE PASSEGGIATA PUÒ ESSERE L'INIZIO PERFETTO.

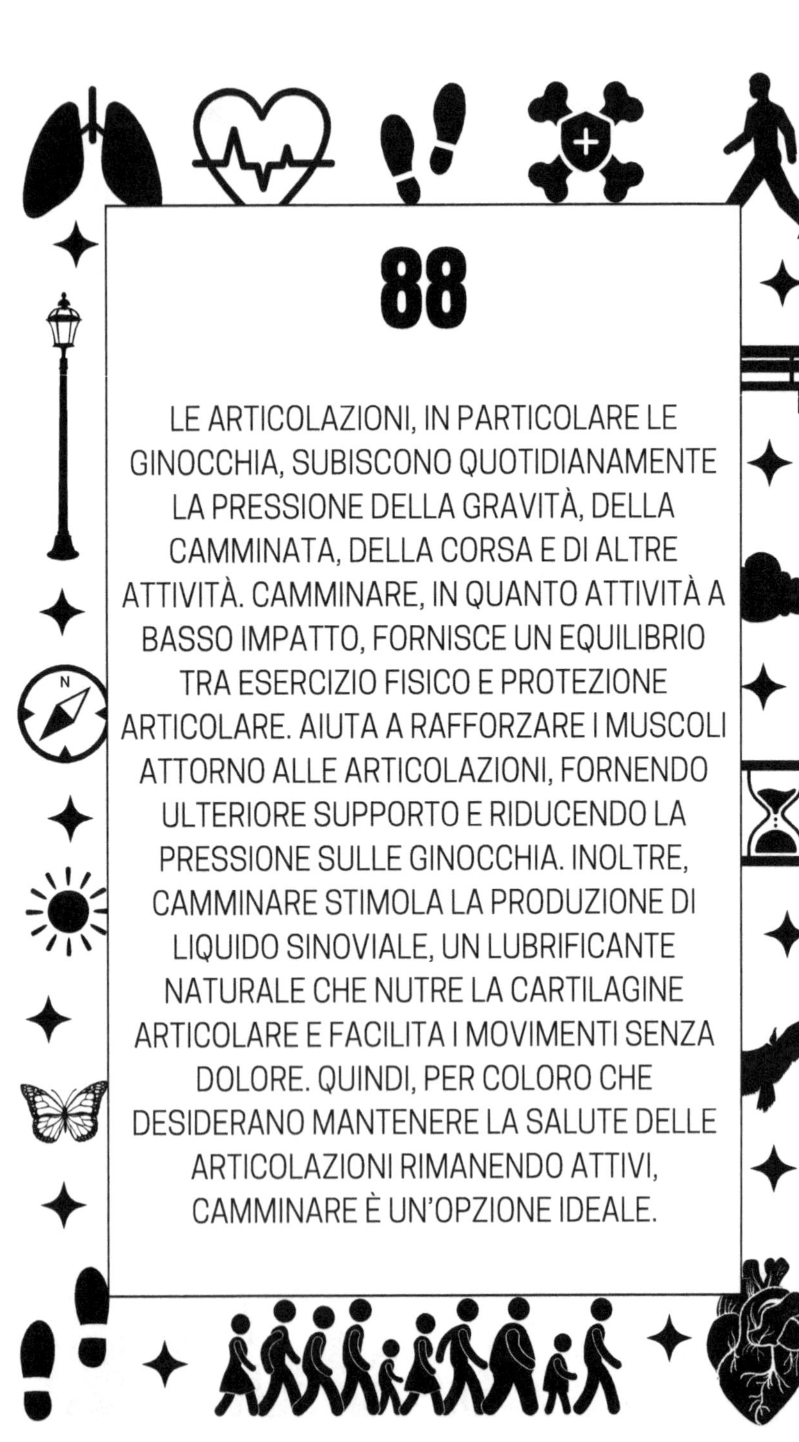

88

LE ARTICOLAZIONI, IN PARTICOLARE LE
GINOCCHIA, SUBISCONO QUOTIDIANAMENTE
LA PRESSIONE DELLA GRAVITÀ, DELLA
CAMMINATA, DELLA CORSA E DI ALTRE
ATTIVITÀ. CAMMINARE, IN QUANTO ATTIVITÀ A
BASSO IMPATTO, FORNISCE UN EQUILIBRIO
TRA ESERCIZIO FISICO E PROTEZIONE
ARTICOLARE. AIUTA A RAFFORZARE I MUSCOLI
ATTORNO ALLE ARTICOLAZIONI, FORNENDO
ULTERIORE SUPPORTO E RIDUCENDO LA
PRESSIONE SULLE GINOCCHIA. INOLTRE,
CAMMINARE STIMOLA LA PRODUZIONE DI
LIQUIDO SINOVIALE, UN LUBRIFICANTE
NATURALE CHE NUTRE LA CARTILAGINE
ARTICOLARE E FACILITA I MOVIMENTI SENZA
DOLORE. QUINDI, PER COLORO CHE
DESIDERANO MANTENERE LA SALUTE DELLE
ARTICOLAZIONI RIMANENDO ATTIVI,
CAMMINARE È UN'OPZIONE IDEALE.

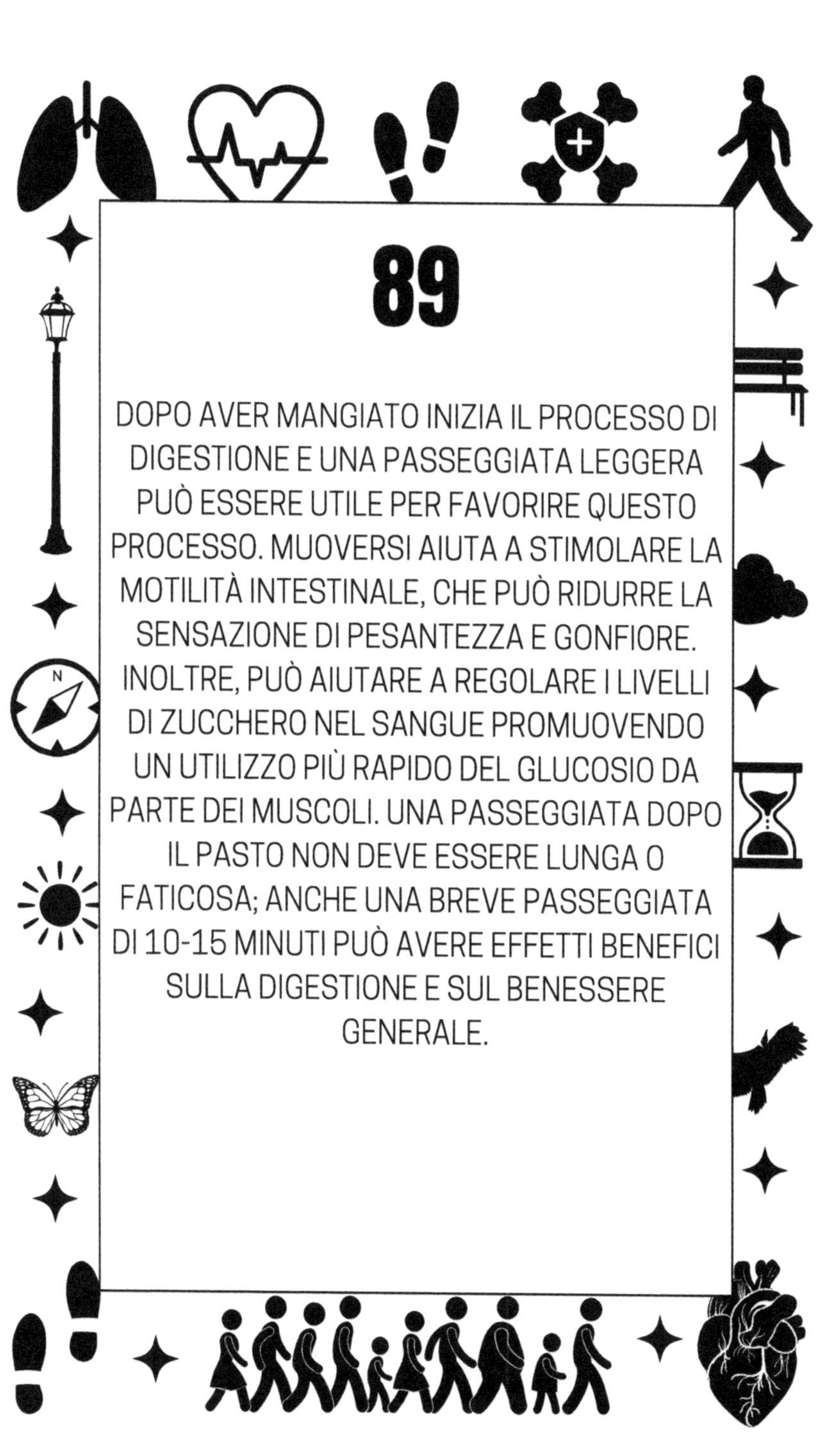

89

DOPO AVER MANGIATO INIZIA IL PROCESSO DI DIGESTIONE E UNA PASSEGGIATA LEGGERA PUÒ ESSERE UTILE PER FAVORIRE QUESTO PROCESSO. MUOVERSI AIUTA A STIMOLARE LA MOTILITÀ INTESTINALE, CHE PUÒ RIDURRE LA SENSAZIONE DI PESANTEZZA E GONFIORE. INOLTRE, PUÒ AIUTARE A REGOLARE I LIVELLI DI ZUCCHERO NEL SANGUE PROMUOVENDO UN UTILIZZO PIÙ RAPIDO DEL GLUCOSIO DA PARTE DEI MUSCOLI. UNA PASSEGGIATA DOPO IL PASTO NON DEVE ESSERE LUNGA O FATICOSA; ANCHE UNA BREVE PASSEGGIATA DI 10-15 MINUTI PUÒ AVERE EFFETTI BENEFICI SULLA DIGESTIONE E SUL BENESSERE GENERALE.

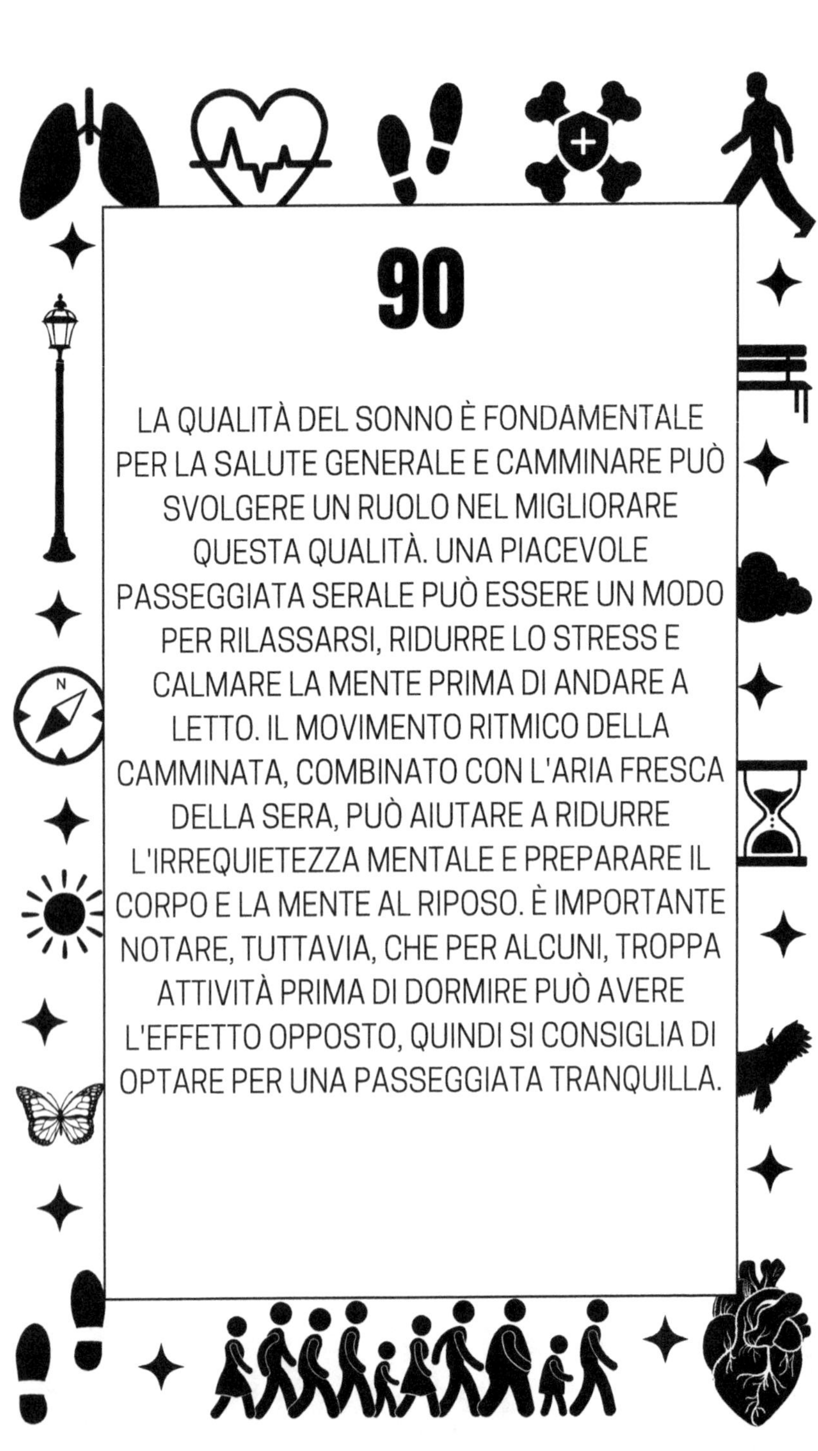

90

LA QUALITÀ DEL SONNO È FONDAMENTALE PER LA SALUTE GENERALE E CAMMINARE PUÒ SVOLGERE UN RUOLO NEL MIGLIORARE QUESTA QUALITÀ. UNA PIACEVOLE PASSEGGIATA SERALE PUÒ ESSERE UN MODO PER RILASSARSI, RIDURRE LO STRESS E CALMARE LA MENTE PRIMA DI ANDARE A LETTO. IL MOVIMENTO RITMICO DELLA CAMMINATA, COMBINATO CON L'ARIA FRESCA DELLA SERA, PUÒ AIUTARE A RIDURRE L'IRREQUIETEZZA MENTALE E PREPARARE IL CORPO E LA MENTE AL RIPOSO. È IMPORTANTE NOTARE, TUTTAVIA, CHE PER ALCUNI, TROPPA ATTIVITÀ PRIMA DI DORMIRE PUÒ AVERE L'EFFETTO OPPOSTO, QUINDI SI CONSIGLIA DI OPTARE PER UNA PASSEGGIATA TRANQUILLA.

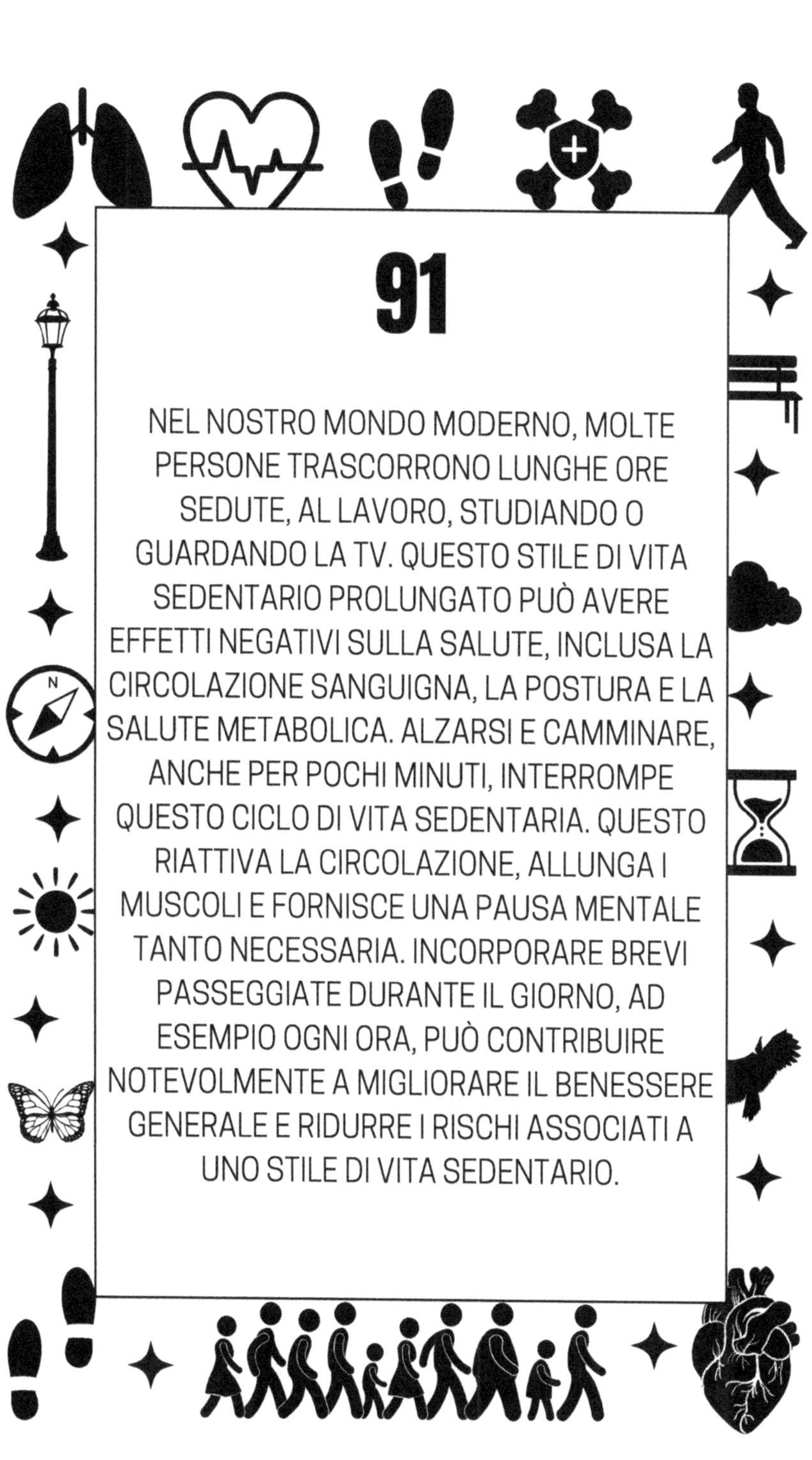

91

NEL NOSTRO MONDO MODERNO, MOLTE PERSONE TRASCORRONO LUNGHE ORE SEDUTE, AL LAVORO, STUDIANDO O GUARDANDO LA TV. QUESTO STILE DI VITA SEDENTARIO PROLUNGATO PUÒ AVERE EFFETTI NEGATIVI SULLA SALUTE, INCLUSA LA CIRCOLAZIONE SANGUIGNA, LA POSTURA E LA SALUTE METABOLICA. ALZARSI E CAMMINARE, ANCHE PER POCHI MINUTI, INTERROMPE QUESTO CICLO DI VITA SEDENTARIA. QUESTO RIATTIVA LA CIRCOLAZIONE, ALLUNGA I MUSCOLI E FORNISCE UNA PAUSA MENTALE TANTO NECESSARIA. INCORPORARE BREVI PASSEGGIATE DURANTE IL GIORNO, AD ESEMPIO OGNI ORA, PUÒ CONTRIBUIRE NOTEVOLMENTE A MIGLIORARE IL BENESSERE GENERALE E RIDURRE I RISCHI ASSOCIATI A UNO STILE DI VITA SEDENTARIO.

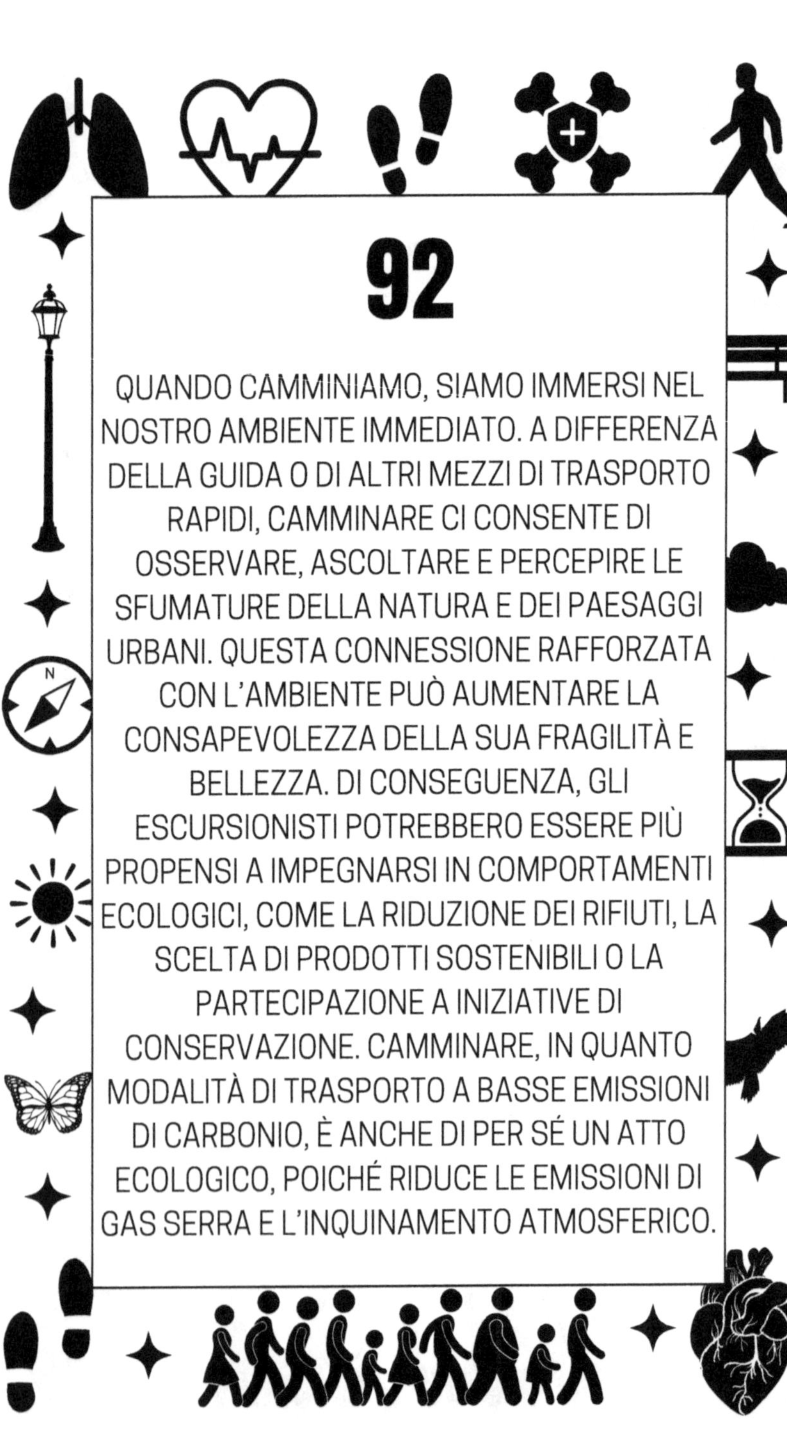

92

QUANDO CAMMINIAMO, SIAMO IMMERSI NEL NOSTRO AMBIENTE IMMEDIATO. A DIFFERENZA DELLA GUIDA O DI ALTRI MEZZI DI TRASPORTO RAPIDI, CAMMINARE CI CONSENTE DI OSSERVARE, ASCOLTARE E PERCEPIRE LE SFUMATURE DELLA NATURA E DEI PAESAGGI URBANI. QUESTA CONNESSIONE RAFFORZATA CON L'AMBIENTE PUÒ AUMENTARE LA CONSAPEVOLEZZA DELLA SUA FRAGILITÀ E BELLEZZA. DI CONSEGUENZA, GLI ESCURSIONISTI POTREBBERO ESSERE PIÙ PROPENSI A IMPEGNARSI IN COMPORTAMENTI ECOLOGICI, COME LA RIDUZIONE DEI RIFIUTI, LA SCELTA DI PRODOTTI SOSTENIBILI O LA PARTECIPAZIONE A INIZIATIVE DI CONSERVAZIONE. CAMMINARE, IN QUANTO MODALITÀ DI TRASPORTO A BASSE EMISSIONI DI CARBONIO, È ANCHE DI PER SÉ UN ATTO ECOLOGICO, POICHÉ RIDUCE LE EMISSIONI DI GAS SERRA E L'INQUINAMENTO ATMOSFERICO.

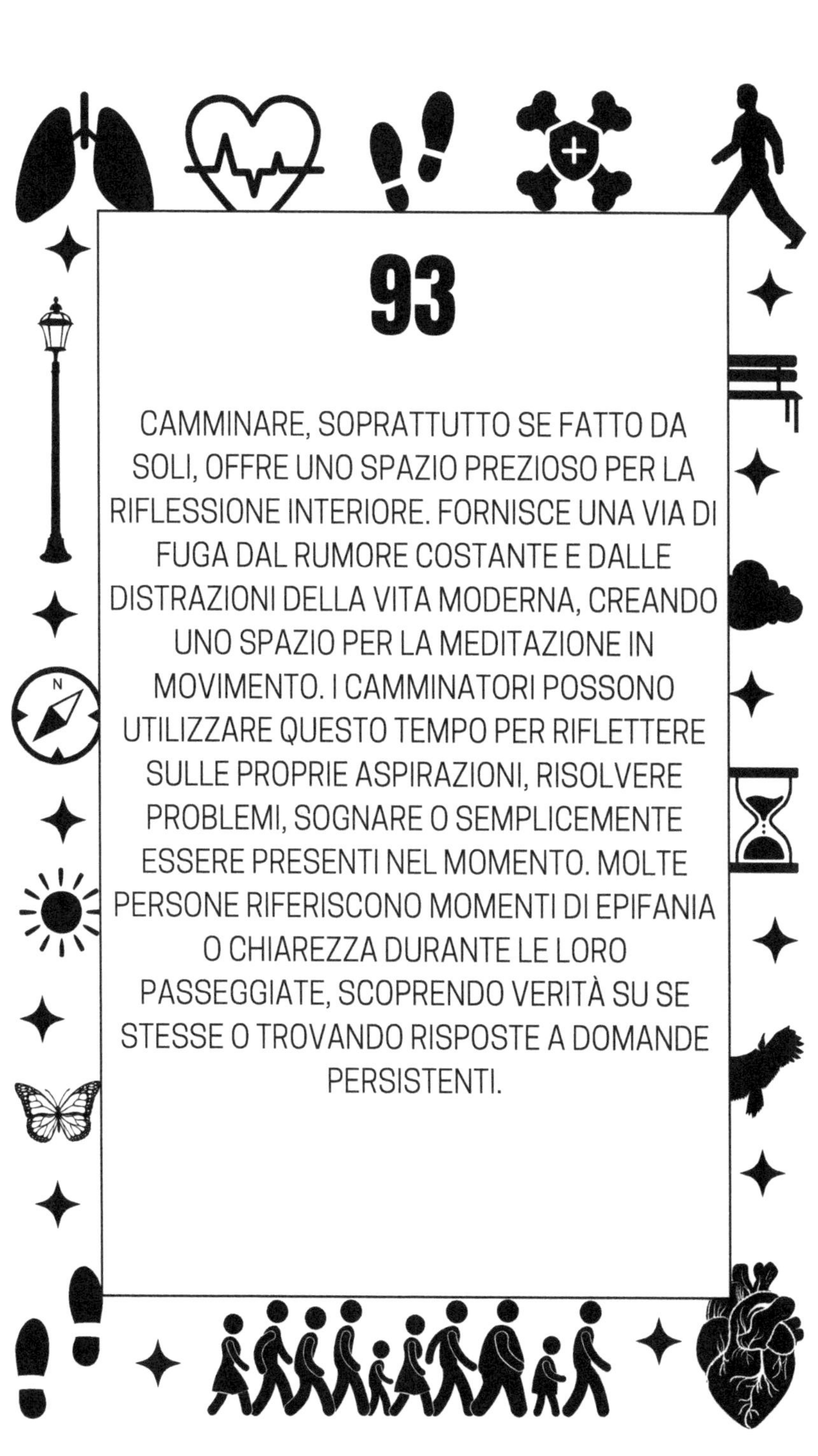

93

CAMMINARE, SOPRATTUTTO SE FATTO DA SOLI, OFFRE UNO SPAZIO PREZIOSO PER LA RIFLESSIONE INTERIORE. FORNISCE UNA VIA DI FUGA DAL RUMORE COSTANTE E DALLE DISTRAZIONI DELLA VITA MODERNA, CREANDO UNO SPAZIO PER LA MEDITAZIONE IN MOVIMENTO. I CAMMINATORI POSSONO UTILIZZARE QUESTO TEMPO PER RIFLETTERE SULLE PROPRIE ASPIRAZIONI, RISOLVERE PROBLEMI, SOGNARE O SEMPLICEMENTE ESSERE PRESENTI NEL MOMENTO. MOLTE PERSONE RIFERISCONO MOMENTI DI EPIFANIA O CHIAREZZA DURANTE LE LORO PASSEGGIATE, SCOPRENDO VERITÀ SU SE STESSE O TROVANDO RISPOSTE A DOMANDE PERSISTENTI.

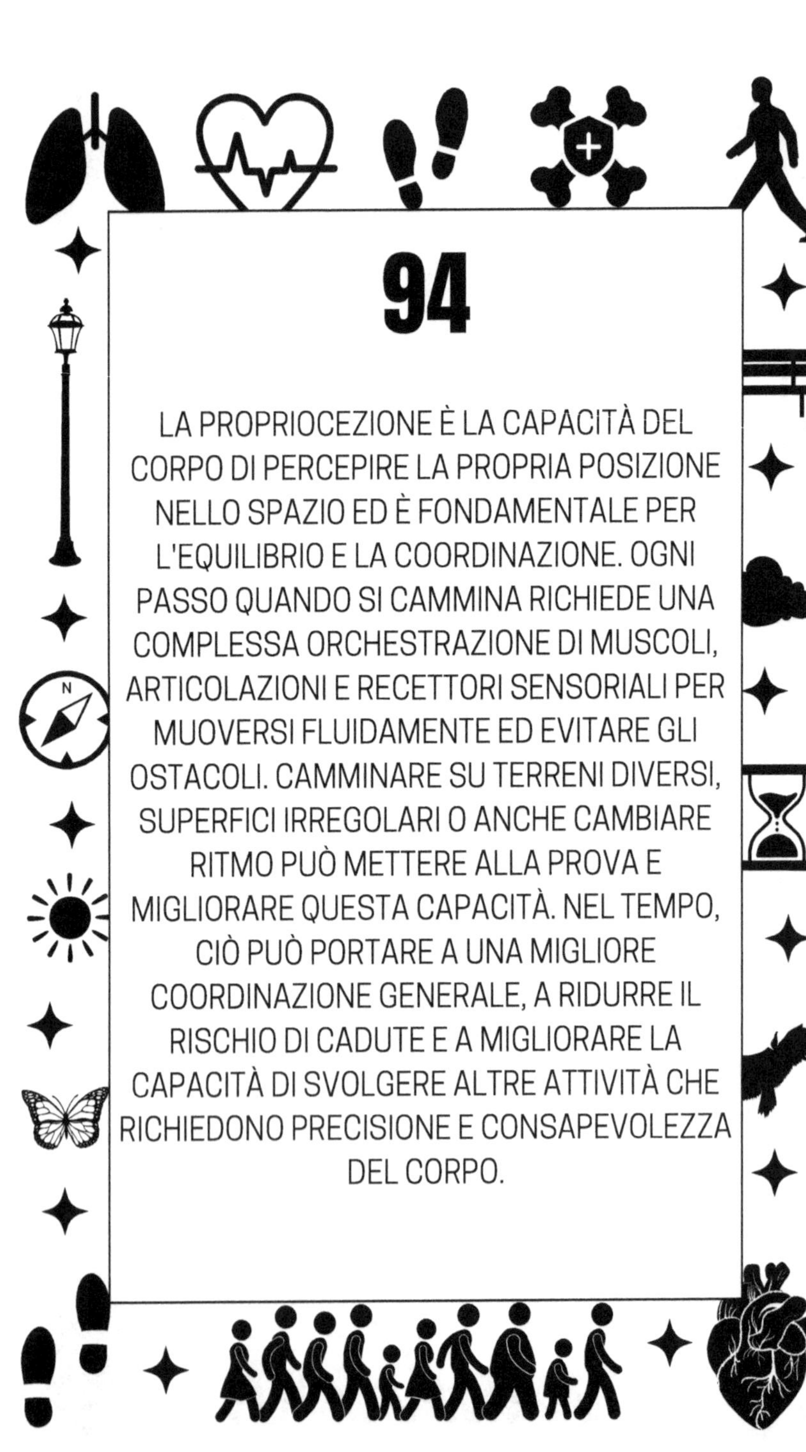

94

LA PROPRIOCEZIONE È LA CAPACITÀ DEL CORPO DI PERCEPIRE LA PROPRIA POSIZIONE NELLO SPAZIO ED È FONDAMENTALE PER L'EQUILIBRIO E LA COORDINAZIONE. OGNI PASSO QUANDO SI CAMMINA RICHIEDE UNA COMPLESSA ORCHESTRAZIONE DI MUSCOLI, ARTICOLAZIONI E RECETTORI SENSORIALI PER MUOVERSI FLUIDAMENTE ED EVITARE GLI OSTACOLI. CAMMINARE SU TERRENI DIVERSI, SUPERFICI IRREGOLARI O ANCHE CAMBIARE RITMO PUÒ METTERE ALLA PROVA E MIGLIORARE QUESTA CAPACITÀ. NEL TEMPO, CIÒ PUÒ PORTARE A UNA MIGLIORE COORDINAZIONE GENERALE, A RIDURRE IL RISCHIO DI CADUTE E A MIGLIORARE LA CAPACITÀ DI SVOLGERE ALTRE ATTIVITÀ CHE RICHIEDONO PRECISIONE E CONSAPEVOLEZZA DEL CORPO.

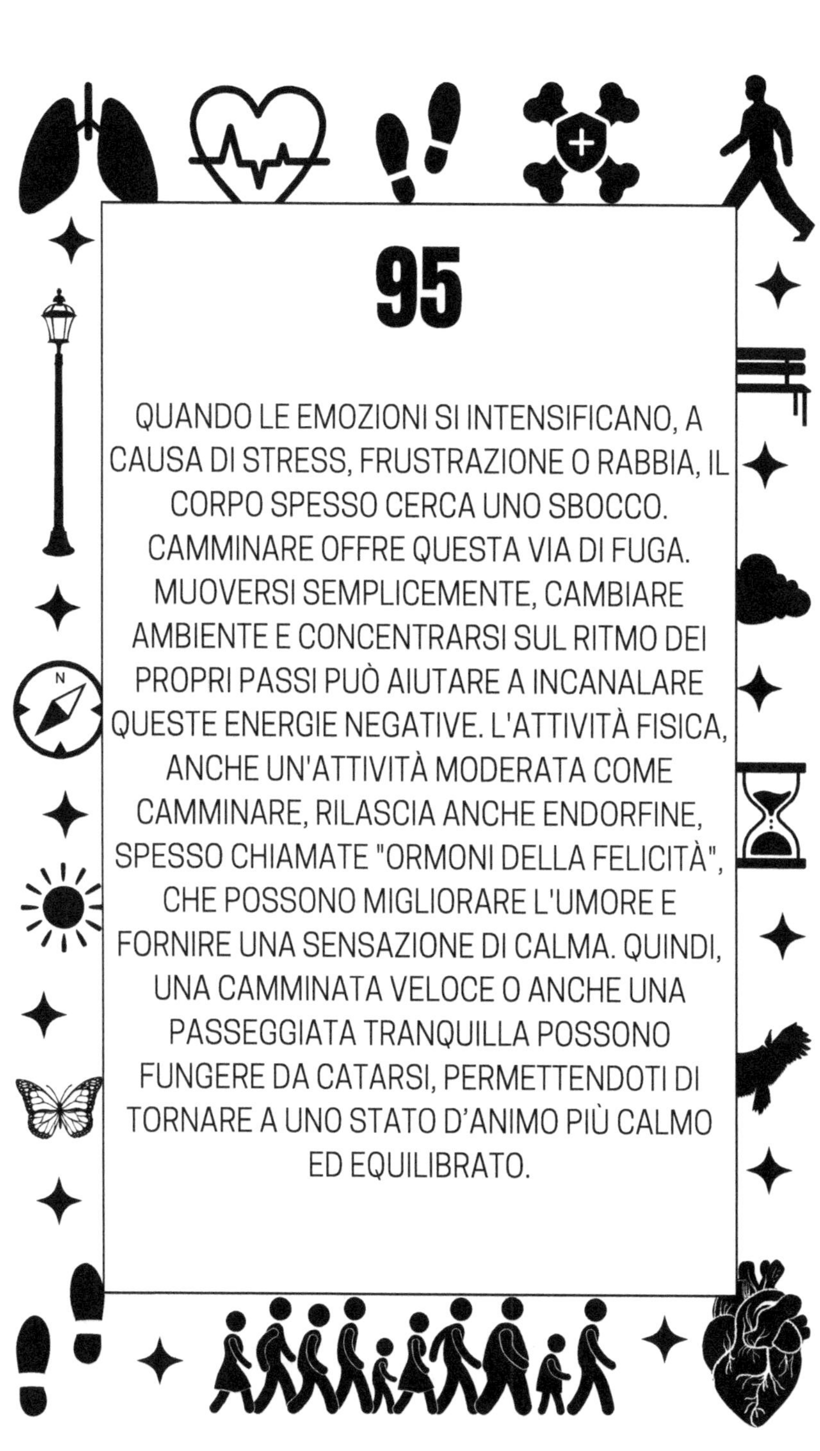

95

QUANDO LE EMOZIONI SI INTENSIFICANO, A CAUSA DI STRESS, FRUSTRAZIONE O RABBIA, IL CORPO SPESSO CERCA UNO SBOCCO. CAMMINARE OFFRE QUESTA VIA DI FUGA. MUOVERSI SEMPLICEMENTE, CAMBIARE AMBIENTE E CONCENTRARSI SUL RITMO DEI PROPRI PASSI PUÒ AIUTARE A INCANALARE QUESTE ENERGIE NEGATIVE. L'ATTIVITÀ FISICA, ANCHE UN'ATTIVITÀ MODERATA COME CAMMINARE, RILASCIA ANCHE ENDORFINE, SPESSO CHIAMATE "ORMONI DELLA FELICITÀ", CHE POSSONO MIGLIORARE L'UMORE E FORNIRE UNA SENSAZIONE DI CALMA. QUINDI, UNA CAMMINATA VELOCE O ANCHE UNA PASSEGGIATA TRANQUILLA POSSONO FUNGERE DA CATARSI, PERMETTENDOTI DI TORNARE A UNO STATO D'ANIMO PIÙ CALMO ED EQUILIBRATO.

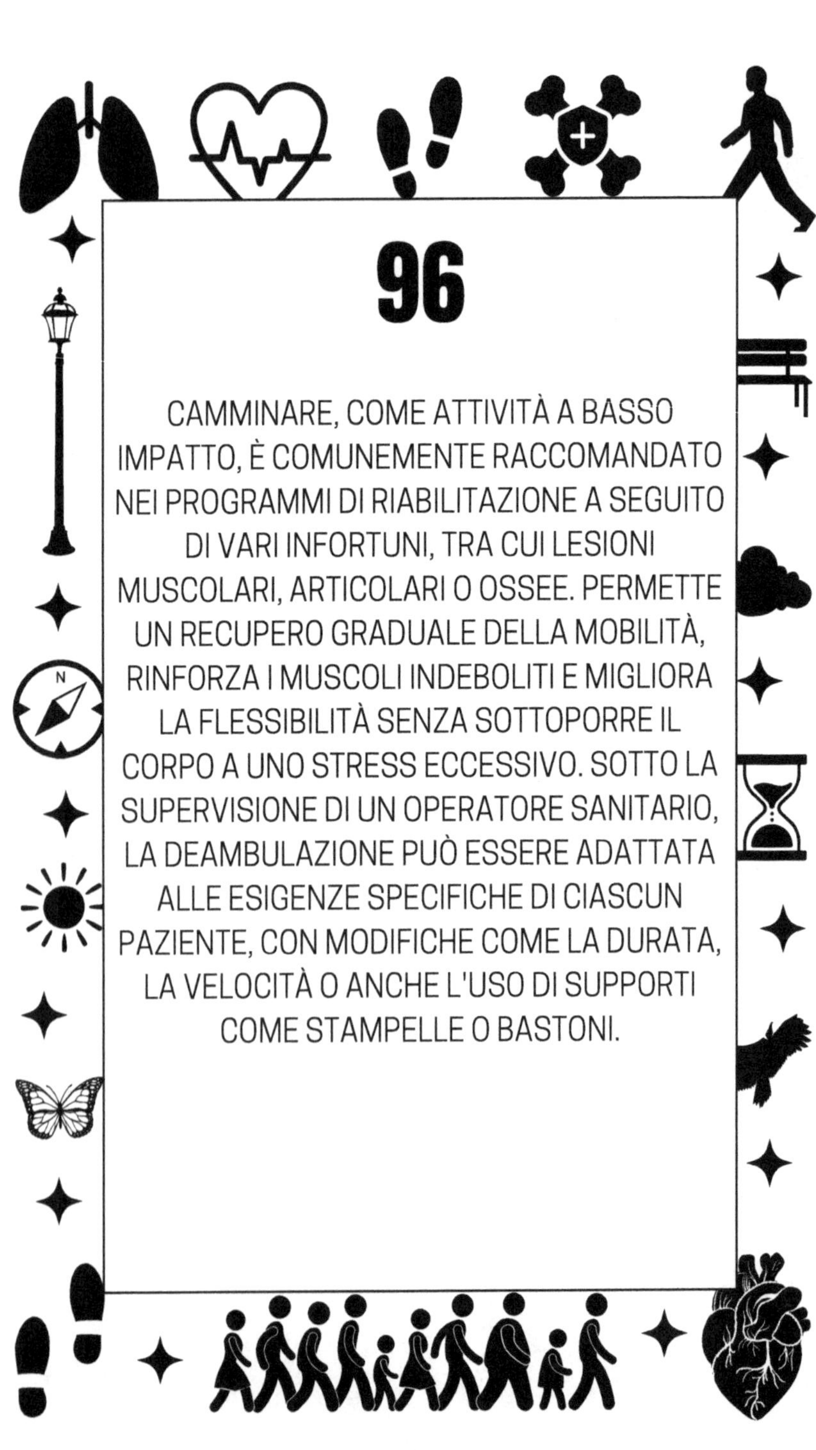

96

CAMMINARE, COME ATTIVITÀ A BASSO IMPATTO, È COMUNEMENTE RACCOMANDATO NEI PROGRAMMI DI RIABILITAZIONE A SEGUITO DI VARI INFORTUNI, TRA CUI LESIONI MUSCOLARI, ARTICOLARI O OSSEE. PERMETTE UN RECUPERO GRADUALE DELLA MOBILITÀ, RINFORZA I MUSCOLI INDEBOLITI E MIGLIORA LA FLESSIBILITÀ SENZA SOTTOPORRE IL CORPO A UNO STRESS ECCESSIVO. SOTTO LA SUPERVISIONE DI UN OPERATORE SANITARIO, LA DEAMBULAZIONE PUÒ ESSERE ADATTATA ALLE ESIGENZE SPECIFICHE DI CIASCUN PAZIENTE, CON MODIFICHE COME LA DURATA, LA VELOCITÀ O ANCHE L'USO DI SUPPORTI COME STAMPELLE O BASTONI.

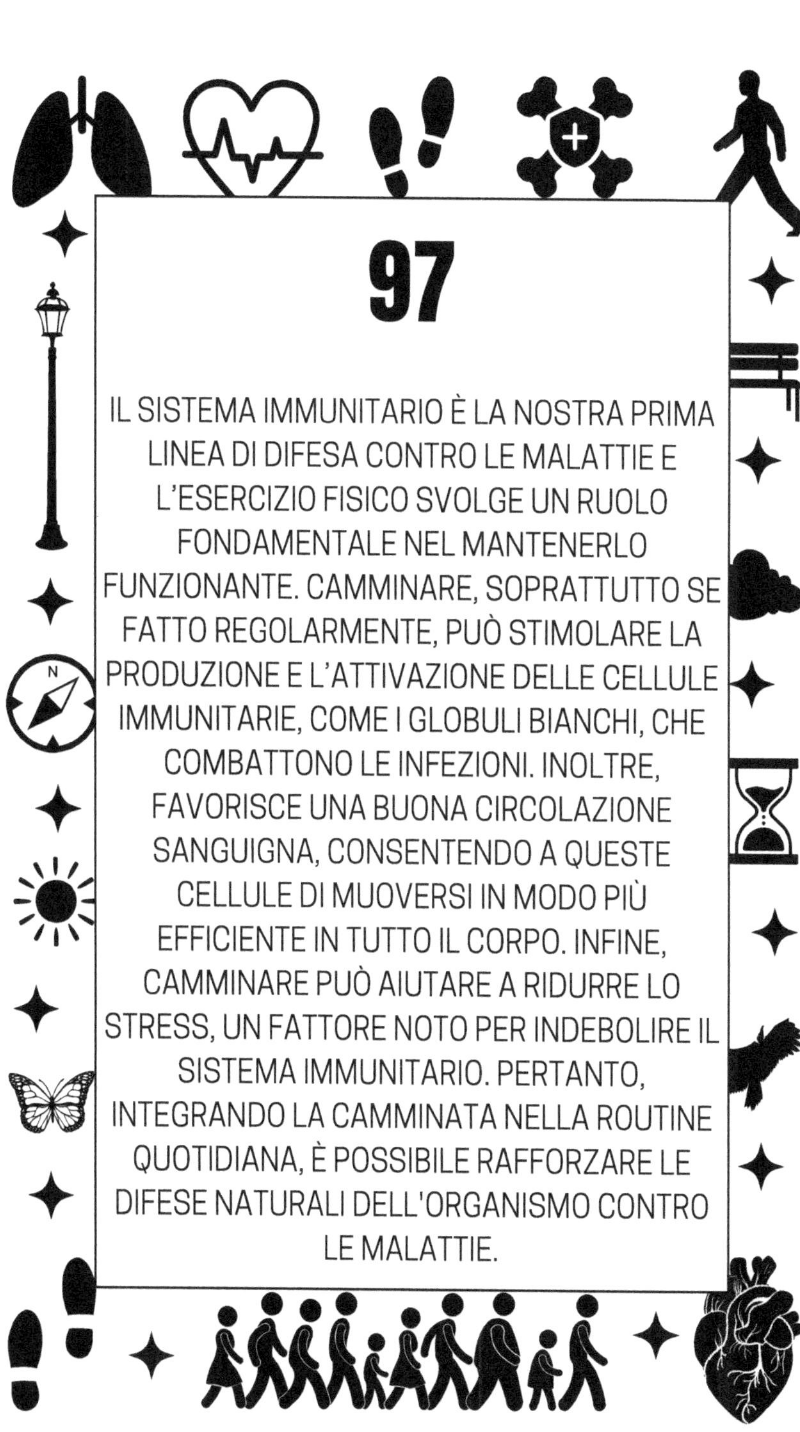

97

IL SISTEMA IMMUNITARIO È LA NOSTRA PRIMA LINEA DI DIFESA CONTRO LE MALATTIE E L'ESERCIZIO FISICO SVOLGE UN RUOLO FONDAMENTALE NEL MANTENERLO FUNZIONANTE. CAMMINARE, SOPRATTUTTO SE FATTO REGOLARMENTE, PUÒ STIMOLARE LA PRODUZIONE E L'ATTIVAZIONE DELLE CELLULE IMMUNITARIE, COME I GLOBULI BIANCHI, CHE COMBATTONO LE INFEZIONI. INOLTRE, FAVORISCE UNA BUONA CIRCOLAZIONE SANGUIGNA, CONSENTENDO A QUESTE CELLULE DI MUOVERSI IN MODO PIÙ EFFICIENTE IN TUTTO IL CORPO. INFINE, CAMMINARE PUÒ AIUTARE A RIDURRE LO STRESS, UN FATTORE NOTO PER INDEBOLIRE IL SISTEMA IMMUNITARIO. PERTANTO, INTEGRANDO LA CAMMINATA NELLA ROUTINE QUOTIDIANA, È POSSIBILE RAFFORZARE LE DIFESE NATURALI DELL'ORGANISMO CONTRO LE MALATTIE.

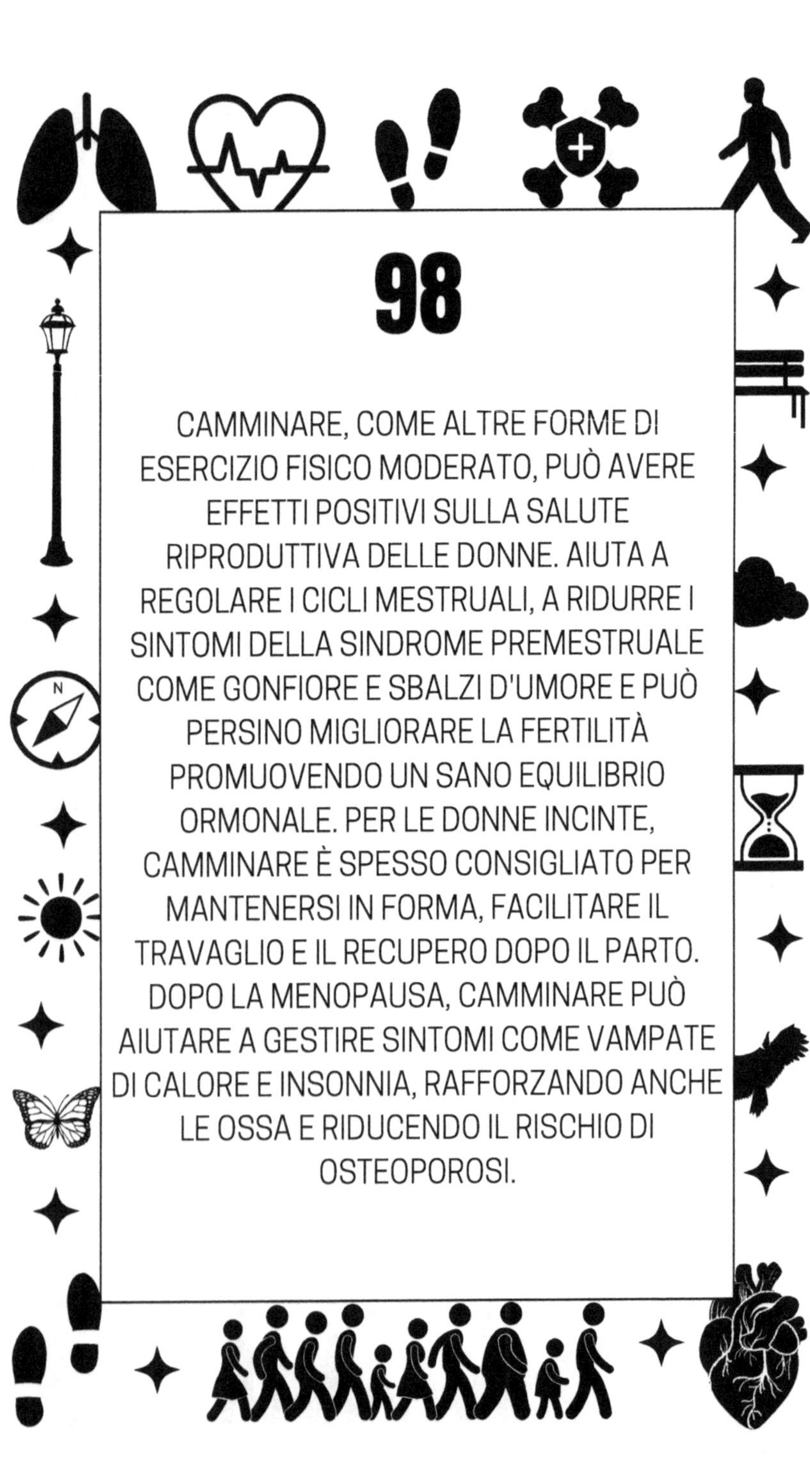

98

CAMMINARE, COME ALTRE FORME DI
ESERCIZIO FISICO MODERATO, PUÒ AVERE
EFFETTI POSITIVI SULLA SALUTE
RIPRODUTTIVA DELLE DONNE. AIUTA A
REGOLARE I CICLI MESTRUALI, A RIDURRE I
SINTOMI DELLA SINDROME PREMESTRUALE
COME GONFIORE E SBALZI D'UMORE E PUÒ
PERSINO MIGLIORARE LA FERTILITÀ
PROMUOVENDO UN SANO EQUILIBRIO
ORMONALE. PER LE DONNE INCINTE,
CAMMINARE È SPESSO CONSIGLIATO PER
MANTENERSI IN FORMA, FACILITARE IL
TRAVAGLIO E IL RECUPERO DOPO IL PARTO.
DOPO LA MENOPAUSA, CAMMINARE PUÒ
AIUTARE A GESTIRE SINTOMI COME VAMPATE
DI CALORE E INSONNIA, RAFFORZANDO ANCHE
LE OSSA E RIDUCENDO IL RISCHIO DI
OSTEOPOROSI.

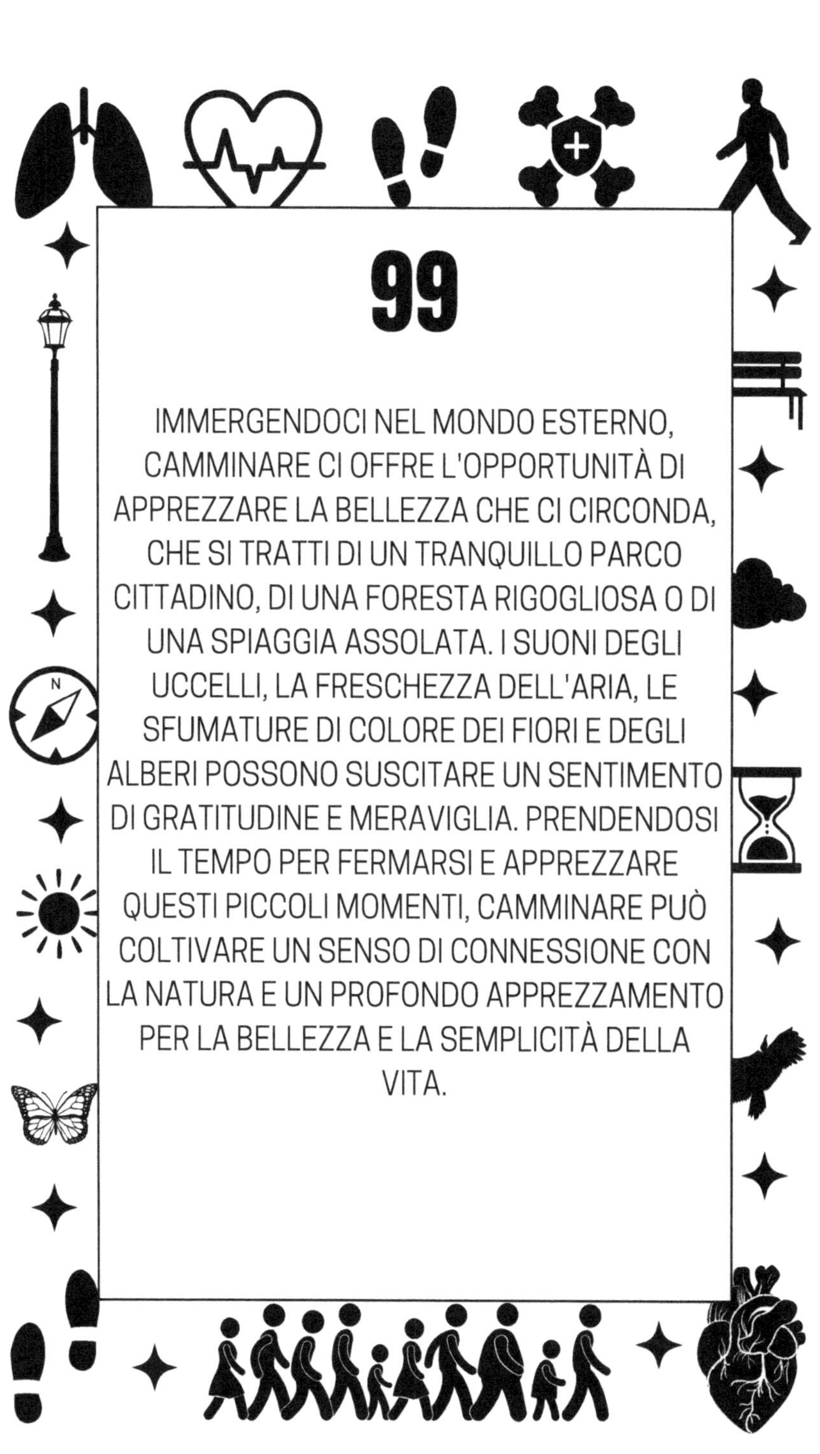

99

IMMERGENDOCI NEL MONDO ESTERNO, CAMMINARE CI OFFRE L'OPPORTUNITÀ DI APPREZZARE LA BELLEZZA CHE CI CIRCONDA, CHE SI TRATTI DI UN TRANQUILLO PARCO CITTADINO, DI UNA FORESTA RIGOGLIOSA O DI UNA SPIAGGIA ASSOLATA. I SUONI DEGLI UCCELLI, LA FRESCHEZZA DELL'ARIA, LE SFUMATURE DI COLORE DEI FIORI E DEGLI ALBERI POSSONO SUSCITARE UN SENTIMENTO DI GRATITUDINE E MERAVIGLIA. PRENDENDOSI IL TEMPO PER FERMARSI E APPREZZARE QUESTI PICCOLI MOMENTI, CAMMINARE PUÒ COLTIVARE UN SENSO DI CONNESSIONE CON LA NATURA E UN PROFONDO APPREZZAMENTO PER LA BELLEZZA E LA SEMPLICITÀ DELLA VITA.

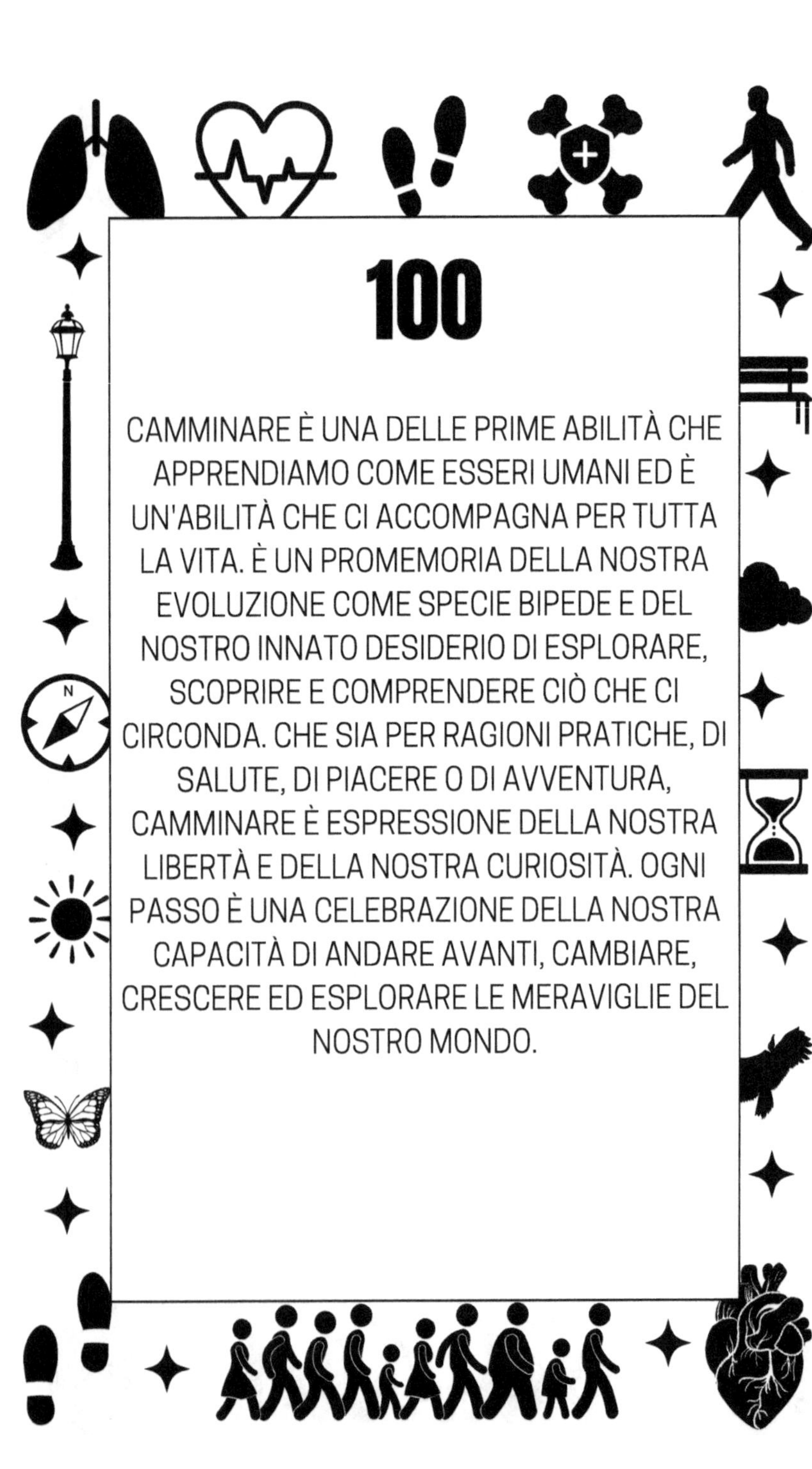

100

CAMMINARE È UNA DELLE PRIME ABILITÀ CHE APPRENDIAMO COME ESSERI UMANI ED È UN'ABILITÀ CHE CI ACCOMPAGNA PER TUTTA LA VITA. È UN PROMEMORIA DELLA NOSTRA EVOLUZIONE COME SPECIE BIPEDE E DEL NOSTRO INNATO DESIDERIO DI ESPLORARE, SCOPRIRE E COMPRENDERE CIÒ CHE CI CIRCONDA. CHE SIA PER RAGIONI PRATICHE, DI SALUTE, DI PIACERE O DI AVVENTURA, CAMMINARE È ESPRESSIONE DELLA NOSTRA LIBERTÀ E DELLA NOSTRA CURIOSITÀ. OGNI PASSO È UNA CELEBRAZIONE DELLA NOSTRA CAPACITÀ DI ANDARE AVANTI, CAMBIARE, CRESCERE ED ESPLORARE LE MERAVIGLIE DEL NOSTRO MONDO.